301

医院营养专家

远离慢性病
从饮食开始

刘英华　薛长勇/主编

化学工业出版社

·北 京·

图书在版编目（CIP）数据

301医院营养专家：远离慢性病从饮食开始/刘英华，
薛长勇主编. —北京：化学工业出版社，2017.2 （2024.6重印）
ISBN 978-7-122-28831-8

Ⅰ.①3… Ⅱ.①刘…②薛… Ⅲ.①营养卫生–基本
知识 Ⅳ.①R15

中国版本图书馆CIP数据核字（2017）第005038号

责任编辑：傅四周 装帧设计：尹琳琳
责任校对：边　涛

出版发行：化学工业出版社（北京市东城区青年湖南街13号　邮政编码100011）
印　　装：三河市延风印装有限公司
710mm×1000mm　1/16　印张11¾　字数206千字　2024年6月北京第1版第9次印刷

购书咨询：010-64518888 售后服务：010-64518899
网　　址：http://www.cip.com.cn
凡购买本书，如有缺损质量问题，本社销售中心负责调换。

定　　价：35.00元

编写人员

编　者（按姓氏汉语拼音排序）：

曹菊阳　　蒋鸿琳　　孔爱景　　李　峰　　李惠子

李　婧　　李溪雅　　刘　鹿　　刘新焕　　刘英华

刘　钊　　欧阳红　　邱继红　　徐　庆　　薛长勇

杨雪艳　　于晓明　　赵　晓　　张荣欣　　张新胜

张　永　　张月红

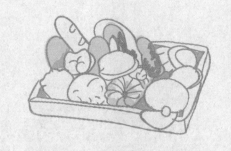

　　随着经济的快速发展和居民生活水平的不断提高，许多与生活方式相关的慢性病发病率逐年增长。根据中国疾病预防控制中心、国家心血管病中心、国家癌症中心近年来监测、调查的2002～2012年数据，结合国家统计局等部门人口基础数据，国家卫生和计划生育委员会组织专家编写了《中国居民营养与慢性病状况报告（2015年）》。该报告指出：18岁以上成人超重率2002年为22.8%，2012年为30.1%，肥胖率2002年为7.1%，2012年为11.9%；2012年全国18岁及以上成人高血压患病率为25.2%，糖尿病患病率为9.7%，40岁以上人群慢性阻塞性肺病患病率为9.9%。这些慢性病的高发，与吸烟、过量饮酒、身体活动不足和高盐、高脂等不良生活习惯密切相关。

　　"病来如山倒，不如预防早"！要健康，除了强化早诊断、早治疗、早康复外，更重要的就是要早预防。现代医学研究显示"富裕病"或"文明病"预防和控制关键在于平衡饮食、适当运动以及愉快心态的"三点式"生活方式，即"少吃一点，多动一点，开心一点"。那么如何做到少吃一点？在少吃一点的同时，如何确保营养均衡和充足？另一方面，目前大众对健康的关注已越来越强烈，无论老人、儿童，还是中青年，均逐渐关注自身的健康，在日常生活中不断地从报纸杂志及电视媒体上吸取着各式各样健康保健方面的知识和注意事项，专业人士也在不断地呼吁和宣传有关健康的理念和教育人们营养及保健的做法。如何正确对待这些健康知识？这便是我们编写这套书的初衷！

　　解放军总医院（301医院）从建院伊始便重视住院患者的营养保健工作，有专职的营养技师为全院住院患者提供营养餐食谱及简单的营养科普宣教，1985年正式成立营养科室，拥有了专职的营养医师和研究员。多年来，在营养老前辈及几代科主任的努力和带领下，我们在工作中积累了一些经验，尤其是面对各类慢性病患者的各种疑问总结了一些规律。为此，我们想把多年的工作经验与临床实际需求、最新的动态发展相结合，编写系列图书——《301医院营养专家：远离慢性病从饮食开始》《301医院营养专家：减肥瘦身一本通》《301医院营养专家：糖尿病饮食一本通》《301医院营养专家：癌症饮食一本通》等，旨在以最通俗的语言、最准确的科学道理让更多的老百姓认识自己的身体，知道如何强身健体，预防疾病，延缓衰老。

本书主要涵盖一些饮食营养的科普常识、主要慢性病如肥胖、糖尿病、高脂血症等的营养治疗原则和注意事项，在后续的图书中将对这些慢性病有更详细的说明和论述。本系列图书不仅仅是将营养与健康知识送给您，更重要的是传递一种关注健康、关爱生命的理念，使读者认识营养与保健的意义，希望您在闲暇之余读一读，收获知识，也收获健康！

本系列图书的编写得到了营养界及临床领域很多专家、教授的关心和指导。解放军总医院营养科的医师、技师及研究生在总结日常工作经验的同时，收集大量资料，付出了的辛勤劳动和大量时间。在此一并深表感谢。也对科室年轻同志孜孜不倦的学习精神深感欣慰，这同时也是我们编写此书的另一个初衷，即使年轻同志得以锻炼，在编书过程中勤思考、多总结，使其成长和进步！

最后，衷心感谢我院和各级领导对我科室工作的大力支持，感谢出版社同志的鼎力帮助。在本书的完成过程中限于编写时间紧迫、经验不足，难免有错误及疏漏之处，也请广大读者不吝指正！

主编
2017年1月

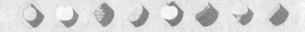

下篇　慢性病与饮食营养　/　55

附录　167

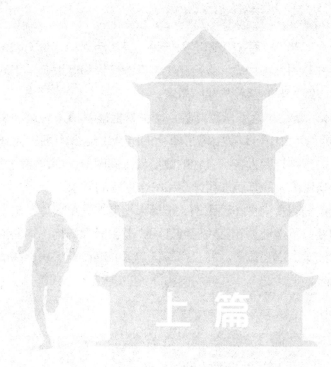

上 篇

营养知识常识

二 平衡膳食

1. 什么是平衡膳食

平衡膳食也就是合理营养，是指按照不同年龄、身体活动和能量的需要设置的膳食模式，这个模式推荐的食物种类、数量和比例，能最大程度地满足不同年龄阶段、不同能量水平的健康人群的营养与健康需求。

"平衡"是指人体对食物和营养素需要的平衡，是指能量摄入和运动消耗的平衡。《中国居民膳食指南（2016）》以宝塔形象化的组合，结合中国居民膳食的实际情况，把平衡膳食的原则转换为各类食物的数量和比例图形，形象直观地展现了平衡膳食的合理组合与搭配，使其更加科学化和符合百姓的需求。

平衡膳食模式所推荐的食物种类和比例，能最大程度地满足人体正常生长发育及各种生理活动的需要。科学证据和实践已经证明，改善膳食结构、均衡饮食和增加运动量能促进个体健康、增强体质，并且可降低包括心脑血管疾病、高血压等多种慢性疾病的发病风险，是保证人体营养均衡和健康的基础。

中国居民平衡膳食宝塔（2016）

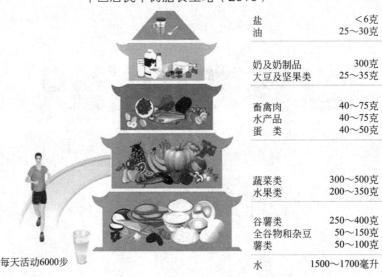

盐	<6克
油	25～30克
奶及奶制品	300克
大豆及坚果类	25～35克
畜禽肉	40～75克
水产品	40～75克
蛋类	40～50克
蔬菜类	300～500克
水果类	200～350克
谷薯类	250～400克
全谷物和杂豆	50～150克
薯类	50～100克
水	1500～1700毫升

每天活动6000步

2. 平衡膳食的基本要求

① 热能来源要充足，以维持体内外的一切活动。

② 适量的蛋白质供生长发育，修复更新机体组织。

③ 满足人体需求的无机盐和微量元素，参与调节生理功能。

④ 丰富的维生素保证身体的健康。

⑤ 供给适量的膳食纤维预防多种肠道疾病。

⑥ 饮用足够的水分维持体内外各种生理活动。

3. 如何实践平衡膳食

在自然界繁多的食物中，除母乳外，没有任何一种食物能满足人体所需要的能量及全部营养素。因此，必须依赖合理的食物选择和搭配，才能构成营养平衡的模式。2000多年前我国《黄帝内经·素问》中提出"五谷为养，五果为助，五畜为益，五菜为充"的膳食结构，深刻体现了食物多样和平衡膳食的重要性。

（1）食物种类要多样化

平衡膳食必须由多种食物组成。不同的食物营养各有不同，食物多样才能营养均衡。根据食物的营养特点，人类所需要的膳食应由谷薯杂豆类、蔬菜水果类、动物性食物、大豆坚果类、纯能量食物五大类食物组成。

"食物多样、谷类为主"是平衡膳食的基础。一日三餐都要摄入充足的谷类食物，让全谷类和杂豆作为膳食重要组成，融入每日的主食和菜肴中。要多吃蔬菜水果和薯类，保障餐餐有蔬菜，天天有水果，坚果好吃不过量。要常吃适量的鱼、禽、蛋和瘦肉，每天一杯奶和大豆制品，少油少盐，饮食要清淡，严格控制添加糖的摄入。同时要注意膳食结构的合理性，掌握同类食物互换。避免每天食物品种单一，以促进食物多样化。推荐摄入的主要食物品种数见表1-1。

表1-1 推荐摄入的主要食物品种数

食物类别	平均每天品种数	每周至少品种数
谷类、薯类、杂豆类	3	5
蔬菜、水果类	4	10
禽、畜、鱼、蛋类	3	5
奶、大豆、坚果类	2	5
合计	12	25

注：不包括油和调味品。

（2）满足热能和营养素供给量标准及合理比例

人体所需三大产能营养素比例要合理，即碳水化合物应占总热能的50%～65%，主要由谷类、薯类、淀粉类食物供给；蛋白质占10% ~ 15%，主要由动物性食物提供；脂肪占20% ~ 30%，主要以植物油为主。维生素要按供给量标准配膳。同时还要注意无机盐及微量元素之间的平衡。良好的膳食模式可以提供人体充足的营养，保障膳食能量平衡、宏量营养素摄入水平的合理性，对降低慢性病发病风险有着重要的作用。

（3）掌握膳食分类和数量的合理比例

为简单记住这种合理比例，可以用十指想象法来形容平衡膳食。人体每日膳食所需肉、粮、奶豆、菜果的比例为1：2：2：5（质量比），即表示为1份、2份、2份、5份。

（4）合理搭配、科学烹调，促进食欲和消化

实践平衡膳食，要从每人每户的餐桌做起，也就是要吃多样化食物。按照一日三餐食物种数的分配，合理制定膳食计划。所供应的食品必须考虑色、香、味、形和多样化。同时还要讲究科学的烹调方法，巧妙搭配，避免单一。主食要有粗有细，菜肴有荤有素，这种搭配使食物呈现的多彩不仅给人视觉上美的享受，更能刺激食欲并促进消化。按照我国人民的生活习惯，一般情况下每日三餐比较合理，两餐之间的间隔以4 ~ 6小时为宜。各餐的数量分配要适合劳动需要和生理状况，较适宜的分配应是午餐量稍多，早餐和晚餐量较少。早餐占全天总热能的25% ~ 30%，午餐占全天总热能的40%，晚餐占全天总热能的30% ~ 35%。要定时定量进餐，做到"食不过量"，少吃高油高糖的食物，尽量减少在外就餐。

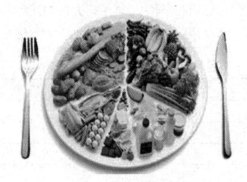

4. 平衡膳食应遵循的原则

（1）根据个体不同选择不同能量水平的食物量

因每个人的职业、性别、年龄不同，所需营养成分的种类和数量也各有不同。

青少年和体力劳动人员，相对运动量或活动量较大，其热量和营养成分消耗较快较多，就需适当增加含热量较高的动物性食物。老年人、妇女和脑力劳动者，相对活动量较小，就应减少食用高热量、高脂肪的食物。即使是同一个人，当健康状况发生变化时，所需营养成分也应有变化。

（2）根据个体不同合理配餐

日常膳食中食用的各种菜肴的原料搭配各有不同，其所含的营养成分也不同。如猪肉类食品，其蛋白质、脂肪、矿物质含量较为丰富；而蔬菜类食物维生素含量较丰富，豆制品中则蛋白质含量丰富。通过合理配餐，改变荤素比例，增加品种花色，使不同食物的营养成分得到互补，只有这样才能提高菜肴的营养价值，实现真正意义上的平衡膳食。

二 食物多样化

1.什么是食物多样化

食物多样化是指食物类别和品种的多样化，日常饮食不偏食不挑食，保持食用一定种类和数量的食物。不同食物中的营养素和有益成分含量不同，只有食物多样化，才能营养全面。《中国居民膳食指南（2016）》建议：食物多样、谷类为主。平均每天摄入12种以上、每周25种以上食物。同类食物要注重互换，避免食物品种单一，以促进食物多样化。

2.为什么要食物多样化

食物多样化体现着平衡膳食的精髓。世界卫生组织（WTO）通过对全世界长寿地区人群的调查，发现长寿人群基本具有杂食、劳动、乐观三个特点。"杂食"被列在首位，而"杂食"就是指食物"多样化"。

近年来，国内外许多知名营养与健康专家提出，要保持健康、增年益寿，应保证每天吃10种以上的食物，说明食物多样化与人体健康密不可分。

3.食物多样化的指导意义

（1）保持营养均衡

人类必需的营养素有40多种。这些营养素主要通过食物摄入来满足人体的需要。每种食物所含的营养素不同，如动物类食物含有水果蔬菜中缺乏的某些氨基酸，而水果蔬菜类食物则含有动物食品中缺乏的微量元素和维生素。因此，只有食物多样化，才能满足人体对能量和各种营养素的需求。

（2）预防疾病发生

一些专家形象地用"木桶理论"描述人体的健康圈。各种营养素由木桶的各块木板表示，桶中水越多体现人体越健康。只有保证每种营养素都能够得到适量补充，才能避免"短板"出现。单一食物不利于身体的代谢。只有坚持食物多样化，才能真正为健康保驾护航。

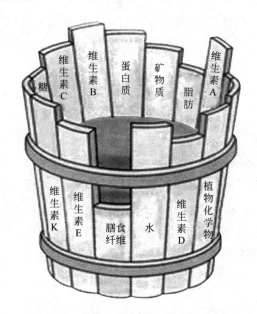

国内外的一些研究证实，饮食多样化可降低高血压、心脑血管疾病、直肠癌、2型糖尿病等的发病风险，也有改善血脂异常、减轻体重、改善便秘等作用。美国全国健康和营养调查及流行病学后续研究结果显示，采用多样化食物的患病人群存活率较高。增加蔬菜水果摄入量，可减少致癌物质对组织细胞的损伤，降低肿瘤的发生率。

（3）促进营养素互补

多样化的食物可以实现营养价值互补。在谷类食物中，必需氨基酸中的赖氨酸含量较低，而豆类中的赖氨酸含量正好相反。小米、玉米、大豆单独食用时，其蛋白质的生物价分别为57、60、64，如果将三种食物按照25%、23%、52%的比例混合，其蛋白质生物价可提高到73，相当于生物价74的猪肉蛋白。由此可知，多样化饮食能够大大提高食物中蛋白质的利用。

（4）保障饮食安全

目前，现实社会无法保证食品安全"零风险"。比如某种蔬菜有农药残留，而这种蔬菜的营养恰恰又是人体所必需，我们就需要每天不断变换蔬菜的品种，使单一食物的摄入量相对减少，从而降低某些蔬菜农药的残留量，保证食品卫生安全。

4.怎么样做到食物多样化

（1）学习和掌握食物分类的知识

① 谷薯类。主要提供碳水化合物、蛋白质、膳食纤维及B族维生素，是热量的主要来源。饮食中应避免吃得过细过精，注意增加全谷类和杂豆类食物。

② 蔬菜水果类。主要提供维生素、矿物质、膳食纤维及植物化学物。深色蔬菜营养更为丰富，尤其富含β-胡萝卜素、叶绿素、番茄红素、花青素等。多种鲜果均可提供丰富的维生素C、钾、镁及膳食纤维。日常膳食要讲究餐餐有蔬菜，深色要过半，每天吃水果，蔬果巧搭配。

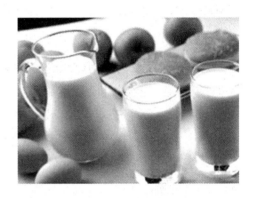

③ 畜禽鱼蛋奶类。是人体优质蛋白和多种微量元素的重要来源。但肉类脂肪含量较多、能量较高，摄入过多可增加肥胖和心血管疾病的发病风险。建议此类食物摄入要适量，优先选择鱼和禽类，少吃肥肉、烟熏和腌肉制品，每天摄入一杯奶、一个鸡蛋。

④ 大豆及坚果类。主要提供蛋白质、不饱和脂肪酸、B族维生素和磷脂等，还提供丰富的钙，是天然钙质的良好来源。要常食用豆制品，坚果因淀粉和油脂含量过多，不宜过量，可作为烹饪的辅料，和主食类食物搭配一起食用。

⑤ 纯能量食物类，如烹调油等。主要提供能量，摄入过多往往会引起肥胖，也是某些慢性病的危险因素，应采取适量食用原则。

（2）掌握每日食物的构成与总数

每日膳食基本应包括牛奶、鸡蛋、数样荤菜和蔬菜、水果、米面杂粮，并且要经常食用豆制品。此外，每一类食物不仅品种要经常翻新，数量也要充足。一般来说，每日摄入食物品种提倡杂一些，广一些，避免菜肴单一。

（3）品种多样

一日三餐应遵循每天至少摄入12种以上、每周25种以上的饮食原则，从5大分类的每一类食物中，尽量选用多种食材制作菜肴。如老百姓喜欢的红薯粥、莲子八宝粥、各种荤素大包、水饺、木须肉、西芹百合、海带三丝等。这些由多种食物组成的菜肴，能均衡摄入多种营养素，充分发挥营养素互补的作用。

（4）荤素搭配

荤素搭配的食物清香可口、营养齐全，其中氨基酸互补，能提高蛋白质的营养价值。如菌藻类、甘薯类、鲜豆及其制品、坚果等素食，可以和肉、禽、鱼虾等"荤菜"搭配，做成肉末豆腐、雪里蕻黄豆、熘肉片山药木耳、草菇明虾球、牛柳西芹白果等菜肴。将蔬菜添加到肉食中，不仅能增加食物的美味，还可增加营养素的协同作用，如青椒炒肉，青椒中的维生素C可促进肉中铁的吸收。

（5）形式多样

通过不同烹饪方式可以制成形式多样的食物。例如用蒸、煮、烙的方法可将面粉制成馒头、花卷、面条、烙饼；用炖、炒、蒸、氽的方法可将肉做成炖肉、肉丝、粉蒸肉、氽丸子。还可将不同烹饪方法做成的食品进行搭配，比如一餐中有干有稀、有菜有汤，将面包、包子和牛奶、豆浆、小米粥搭配。煲汤类的荤素食物可以与米饭、馒头、烙饼、蒸红薯等荤素炒菜一起食用。这些形式多样的食物搭配有利于促进食欲。

（6）色、香、味、形俱佳

中式菜肴讲究色、香、味、形，不同颜色的食物含有的营养素不同，多种颜色的食物搭配，不仅能给人视觉上美的享受，还可以满足食物种类多样化，体现民族特点，提高营养价值。适当添加富含特殊营养素的食品，如每星期可吃一两次动物肝脏、海带或紫菜以及硬果类食物（核桃、瓜子、花生等），这些食物含有丰富的铁、碘、锌、维生素A、B族维生素以及必需脂肪酸等。总之，只有掌握了食物多样化的知识，坚持食物多样化的原则，才能确保人体摄入多种营养素的要求得到落实。

三 主食杂粮面面谈

主食，是传统餐桌上的主要食物，是人体所需能量的主要来源。我国居民膳食中，谷类食物占的比例较大。主食杂粮是以谷薯类、杂豆类食物为主，或者是单一原料制成的食物。其富含碳水化合物、蛋白质、B族维生素、膳食纤维等营养素，提供给人体的能量占膳食总能量的50％以上，是人体所需能量最经济和最重要的食物来源。

1. 主食杂粮的分类与选择

主食杂粮可分为全谷物、精制谷物、薯类、杂豆类。

（1）全谷物

全谷物是指未经细化加工或虽经碾磨、粉碎、压片等处理仍保留了谷粒所具备的胚乳、胚芽、麸皮及其天然营养成分的谷物。稻米、玉米、小麦、大麦、燕麦、黑麦、荞麦、小米、黄米、黑米、粟米、薏米、高粱等，经过加工均可作为全谷物的来源。

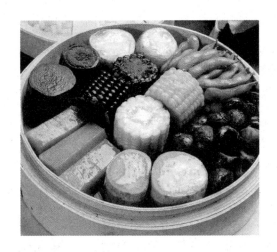

（2）精制谷物

精制谷物是指在加工中去除了胚芽和糠皮，只保留胚乳的谷物，其膳食制品占据主食的主导地位，如米饭、馒头、烙饼、包子和面包等的主要原料都是精制谷物。

（3）薯类

马铃薯、甘薯、芋薯和木薯等都称为薯类。部分薯类也可作为蔬菜食用。薯类中维生素C含量较谷类高，其碳水化合物含量占25％左右，但蛋白质、脂肪含量较低。

（4）杂豆类

杂豆类是指除大豆之外的红豆、绿豆、花豆、黑豆等。其蛋白质含量达20％

以上，膳食纤维、钙、铁含量均较高。

与精制谷物相比，全谷物及杂豆类食物能够提供更多的B族维生素、矿物质、膳食纤维及植物化合物等有益健康的营养成分。在血糖生成指数方面，全谷物、薯类和杂豆类要大大低于精制米面。

2. 坚持食物多样化、谷类为主的膳食观

食物多样化、谷类为主是我国居民平衡膳食模式的重要特征。特别是增加全谷物摄入，有利于降低2型糖尿病、心脑血管疾病、结直肠癌等与膳食有关的慢性病的发病风险，以及减少体重增加的风险。增加全谷物和燕麦摄入有改善血脂异常的作用。《中国居民膳食指南（2016）》建议，成年人每天应摄入主食杂粮类食物250～400克，其中全谷物和杂豆类50～150克，薯类50～100克。

（1）餐餐有主食

一日三餐（包括外出用餐）均应有主食，各餐应选择不同种类的主食，如米饭、馒头、面条、烙饼、饺子、包子、面包、小米粥、杂粮粥、疙瘩汤等，以实现谷类为主的膳食模式。全谷物富含微量营养素，血糖生成指数较低，应注意保证一定的摄入量。在外就餐时，不能只点肉菜和酒水，应该先点主食和蔬菜类，并且要求餐厅将主食和菜肴同时上桌，避免不吃主食或少食主食。

（2）主食杂粮互搭配

每天应食用全谷物和杂豆类食物50～150克，相当于一天主食杂粮的1/4～1/3。全谷物如小米、玉米、燕麦、全麦粉等都可以直接作为主食，可根据个人的爱好合理搭配，如中国人传统的早餐饮食大米绿豆粥、燕麦粥、八宝粥等，富含膳食纤维，营养素更为全面。午餐、晚餐可在面粉中混合玉米面或黄豆粉制成小窝头、发糕，或者选用全麦粉制成面包、馒头。大米、小米搭配糙米、燕麦、红豆、绿豆等烹制豆米饭等。玉米、红薯可以直接蒸食，土豆既可以作为主食，又可以制成菜肴，还可以烤成薯片作为零食，是货真价实的低脂、高膳食纤维、高钾低钠的休闲小食品。杂豆可以做成各种豆馅的面包、包子、馅饼，也是烹饪谷物食物的好搭档。这些不同的混合食物可以均衡膳食和提高膳食营养优势。

（3）将主食杂粮融入菜肴中

有些杂豆食物，如芸豆、花豆、蚕豆等，可将其煮烂制软后，适当调味制作成美味凉菜，如话梅芸豆、五香蚕豆、盐水豌豆，绿豆可泡发成豆芽后炒菜。为了改

善食物的感官性状，主食中还可以掺入葡萄干、红枣、南瓜、枸杞等，使全谷物食物口味更香，更能刺激食欲。

养生小贴士

不同的人群在摄入粗粮时应有所讲究。胃肠功能有障碍时，应尽量避免粗粮，因粗粮不易消化，容易导致胀气；老年人的膳食最好"粗粮细作"，易于咀嚼，便于消化吸收；糖尿病患者主食应注意"粗细搭配"，避免升糖指数高的食物，以维持血糖稳定；减肥人群可以适当减少主食摄入，但也不能一口不吃。痛风患者应少吃杂豆类食物，以免引发尿酸升高。

3 常见主食杂粮的功效及食用方法

（1）燕麦

燕麦中的膳食纤维可降低葡萄糖在小肠内的吸收速度，控制餐后血糖快速升高。燕麦热量为377千卡❶/100克，每天适宜食用40克。

燕麦片融入沸水或热牛奶中，煮2分钟后食用；或在面粉或大米中加入少许燕麦，做成焖米饭或蒸馒头。

（2）玉米

玉米被称为"食物中的黄金"，富含多种维生素，膳食纤维。玉米中含有的钙有降血压的功效；天然的维生素E则可延缓衰老；玉米还含有黄体素、玉米黄质，可抵抗眼睛老化；含有的铬能够增加胰岛素的效能，有助于调节血糖。玉米热量为112千卡/100克，每天可食用60克。

玉米食用方法很广泛，如蒸玉米、玉米面饼、玉米面窝头等。玉米面可与面粉混合制成双色馒头、金银卷等。

（3）小米

小米中富含钙、磷、镁、维生素B_1等，对糖尿病患者的四肢和视觉神经均能起到较好的保护作用。小米热量为361千卡/100克，每天宜食50克。

---

❶ 1千卡=4.1868千焦。

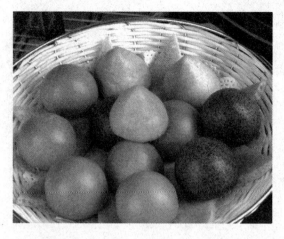

小米粥、小米饭是很普遍的家常主食。小米可与大米混合制作二米饭。因小米中赖氨酸过少，煮粥时可加入适量豆类或肉类，使营养更丰富、更合理。

（4）荞麦

荞麦中含有锌、维生素E、黄酮等，能有效改善糖尿病患者的葡萄糖耐量。荞麦升糖指数较低，有助于控制血糖。荞麦热量为337千卡/100克，每天宜食60克。

荞麦的膳食制品较少，通常与面粉或其他谷物搭配制成荞麦馒头、面条、饼或冲食等。

（5）薏米

薏米营养价值较高，常食薏米可利水消肿、健脾去湿、舒筋除痹、清热排毒。薏米热量为361千卡/100克，每天宜食70克。

薏米用火加工熟后即为熟薏米，与大米煮粥服食，可防治风湿病，适用于糖尿病患者及具有脾虚湿泻、水肿等症状的人群食用。

（6）甘薯

具有和血补中、宽肠通便、增强免疫功能、抗衰老、防止动脉硬化、预防骨质疏松等功效，尤其是甘薯中含有抗癌物质，能够防治结肠癌和乳腺癌。

甘薯通常蒸食，也可用甘薯粉制成饼、馒头等主食。甘薯切成片可生吃或晒干后食用，也可在火锅中作为配料。熟食甘薯可增加40%左右的膳食纤维，能有效刺激肠道的蠕动，促进排便。

（7）绿豆

绿豆以清热排毒、解暑开胃著称。绿豆淀粉中的低聚糖，适合肥胖和糖尿病患者食用。绿豆热量为329千卡/100克，每天宜食40克。

绿豆汤是夏季清热解暑饮料，绿豆可与大米、小米掺和起来制作豆饭、豆粥等，也可制成细沙做豆沙包。绿豆不宜煮得过烂，以免破坏维生素，降低清热解毒功效。注意忌用铁锅熬煮绿豆。

四 吃蔬菜的学问

蔬菜是我国居民日常膳食的主要组成部分。古人云"三日可无肉，日菜不可无"，尤其是在膳食中缺少牛奶和水果时，蔬菜就显得格外重要。这是因为蔬菜中富含人体所必需的多种营养素，是矿物质和维生素的主要来源。

蔬菜除了补充人体营养，还有多种预防和保健作用。相关营养流行病学调查证实，蔬菜摄入量较多的人患癌症、心脑血管疾病、糖尿病、骨质疏松等疾病的风险较小，食用蔬菜的好处是吃维生素片和抗氧化保健品难以完全替代的。

为了使蔬菜在我们的日常膳食中充分发挥其营养功效，促进人们的身心健康，我们应该全面了解蔬菜的各种常识，学会科学选菜、营养配菜，并根据各种蔬菜的特点和人体健康的状况，掌握适宜的烹制方法，讲究吃蔬菜的学问。

1. 蔬菜的类别和品种

蔬菜一般可分为叶菜类、根茎类、瓜茄类、鲜豆类、菌藻类五大类。

叶菜类，主要含有维生素C、维生素B_2和β-胡萝卜素、叶酸及矿物质等。其中深色蔬菜维生素C和植物化学物含量较多，营养价值最高。

根茎类，此类蔬菜以淀粉为主，碳水化合物含量很高，能部分替代主食。

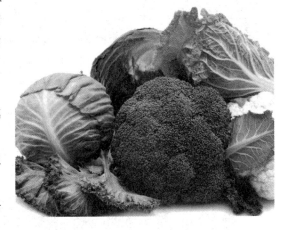

瓜茄类，富含碳水化合物、维生素C、胡萝卜素等。

鲜豆类，含有丰富的氨基酸、各种矿物质和维生素等。

菌藻类，主要提供蛋白质、多糖、胡萝卜素、铁、硒、碘等。

2. 吃蔬菜要讲究

（1）应选择新鲜和应季的蔬菜

蔬菜含水分较多，一般含水量为65% ~ 95%。其热量低，一般每100克都低于30千卡。蔬菜放置时间长，会丧失水分，口感变差。如果蔬菜腐烂，会导致亚硝酸盐含量增加，不利于身体健康。因此，选择蔬菜应以新鲜为首选，当天购买最好当天食用，尽量不要长时间储存。

（2）深色蔬菜应过半

相比而言，深色蔬菜营养素和抗氧化因子的含量较高。同一类蔬菜中，颜色深的品种营养价值更高。如深红色的番茄中番茄红素含量远高于粉红色的；浅绿色的叶菜，维生素B_2、叶酸、镁、类黄酮等多种营养成分含量低于深绿色的品种。即使同一棵菜中，深色部分也要比浅色部分的营养成分含量更高。因此，每日膳食中深色蔬菜的摄入量要占到蔬菜总量的一半以上。

（3）多种蔬菜巧搭配

蔬菜品种很多，不同蔬菜的营养特点各有优势，选择不同品种的蔬菜合理搭配才有利于健康。建议挑选和购买蔬菜时，品种要经常变换，每天至少达到5种以上。日常膳食要讲究荤素搭配，保证餐餐有蔬菜。建议成年人每天摄入蔬菜300～500克，平均分配在一日三餐中。中、晚餐时每餐至少有两个蔬菜的菜品。

（4）生食蔬菜好

西红柿、黄瓜、生菜、胡萝卜等蔬菜可以生食，既保持了蔬菜的原汁原味，还能带来更好的健康益处。不同身体状况和消化能力的人对蔬菜的接受能力有差异。如苦瓜、萝卜、大蒜、生洋葱等蔬菜可能引起部分人肠胃不适，完全可以换成熟食方式。

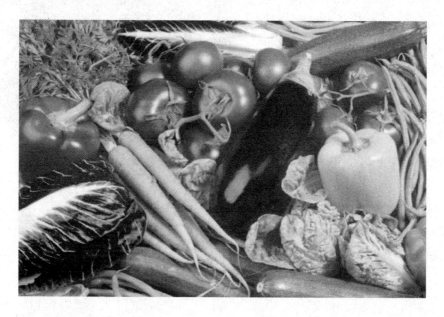

（5）少吃腌菜和酱菜

腌菜和酱菜等风味食品在制作过程中，因使用大量食盐，从而导致维生素损失。从营养角度考虑，已经不再属于蔬菜类。

（6）部分蔬菜应与主食置换

马铃薯、芋头、山药、南瓜等碳水化合物相比其他蔬菜提供的能量要高许多，所以，在食用这些蔬菜时，要减少主食的摄入量。

3. 制作膳食应尽量保留住蔬菜的营养成分

烹调蔬菜要注意以下几点。

① 先洗后切。尽量用流水冲洗蔬菜，不要长时间浸泡蔬菜，以避免蔬菜中的水溶性维生素和矿物质从切口处流失。

② 水开下菜。B族维生素、维生素C等水溶性维生素在加热中会损失营养。因此，要在水开后再将蔬菜下锅以保持营养。

③ 急火快炒。可以缩短蔬菜的加热时间，减少营养素的损失。但对有天然毒素的扁豆等豆类蔬菜，则必须充分加热，以消解毒素。

④ 炒好即食。已烹调好的蔬菜应该连汤带菜尽快食用，避免反复加热损失维生素，并避免因放置时间长增加亚硝酸盐含量。

要保存住蔬菜的营养成分，应规避不良制作和饮食习惯，如剥叶过多、先切后洗、烧煮太久、用油过多、吃隔夜菜、弃汁弃汤、冷藏不当等。

4. 常见蔬菜的营养功效

① 大白菜。大白菜中含有大量粗纤维，可帮助人体消化、促进肠壁蠕动，预防肠癌、硅沉着病（矽肺）、乳腺癌发生。大白菜可搭配肉片、豆腐、海米等使营养素互补，提高营养价值，控制血糖升高。

② 西红柿。富含维生素C和番茄红素。可清热生津、健胃消食，适合牙龈出血、口舌生疮病症者。经常食用有预防坏血病及促进伤口愈合的功效。

③ 胡萝卜。富含 β-胡萝卜素，是维生素A的良好来源。可补肝明目，并可用于小儿营养不良、便秘、高血压、肠胃不适、饱闷气胀等。经常食用可防治夜盲症、干眼病、皮肤干燥、头发干枯等症状。

④ 圆白菜。十字花科蔬菜，富含植物化学物。有抗氧化、增强免疫、祛脂降压、改善微循环、降低血黏度及抗癌等作用。

⑤ 菠菜。含丰富的维生素、叶酸和矿物质。可养血、止血、敛阴、润燥，有治疗坏血病、慢性便秘、高血压等作用。对唇炎、舌炎、皮炎和口角溃疡有较好的疗效。

⑥ 南瓜。南瓜营养成分丰富，含有胡萝卜素、膳食纤维等多种营养素以及钙、镁、钴、铬等矿物元素。南瓜中的钴是胰岛细胞合成胰岛素必需的微量元素，铬能改善糖代谢，均对糖尿病患者有益。食用方法：将新鲜南瓜加水煮熟食用，每天2次；还可把南瓜晒干烘烤，磨制成南瓜粉，每次取30～40克，放入温开水中调匀后服用。

⑦ 苦瓜。具有清暑涤热、解劳消乏、清心明目等作用。苦瓜含有一种类胰岛素的物质，能使血液中的葡萄糖转换为热量，故称之为"植物胰岛素"。长期食用，可以减轻人体胰岛器官的负担，降低血糖。将新鲜的苦瓜切成片，晒干，随时泡水饮用，有一定的降糖效果。

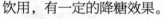

⑧ 西蓝花。富含维生素和胡萝卜素，营养成分位居同类蔬菜之首。西蓝花可食用的部分是绿色幼嫩花茎和花蕾，营养丰富。其营养价值主要体现在防癌抗癌，抑制肿瘤生长，增强机体免疫力等方面。西蓝花含有的铬能帮助糖尿病患者提高对胰岛素的敏感性，起到控制病情的作用。

⑨ 洋葱。洋葱几乎不含脂肪，而在其精油中含有可以降低胆固醇的含硫化合物。有研究显示，洋葱也是目前所知道的唯一含前列腺素的植物，可对抗人体内儿茶酚胺等升压物质的作用，又能促进钠盐的排泄，从而使血压下降。比较适宜高脂血症、高血压、糖尿病患者长期食用。

⑩ 香菇。香菇是含有高蛋白、低脂肪、多糖、多种氨基酸和多种维生素的菌类食物。香菇中，紫色者为"香蕈"，白色者为"肉蕈"，味道均较为鲜美。香菇含有硒，维生素C和B族维生素，能降低血脂、防癌抗癌等。

五 ▶ 水果的选择

《中国居民膳食指南（2016）》推荐，成人每天应吃200～350克新鲜水果。这个质量是指果肉净重，不包括果皮、果核等。以富士苹果为例，相当于一两个中等大小苹果的量。

水果因其营养价值高，口感好，常常给人带来愉悦。但并不是吃得越多越好。如何选择水果、吃好水果，同样是一门学问。

1.吃水果要应季

应季的水果经过充分的日晒，口感、营养价值等往往优于反季的水果。夏天和秋天是水果最丰盛的季节，不同的水果甜度和营养素含量有所不同。多种多样当季时令水果，是挑选和购买的基本原则。特别是春季成熟的水果，如草莓桑葚等，由于成熟期较短，难以储存，只能集中上市，最适宜应季食用。夏季是西瓜、桃子的天下。相比较而言，秋季的苹果、梨、石榴、葡萄等都大量上市，不但成熟期长而且耐储存，可以长时间供应市场，一年四季都是主力水果。

2.食用水果要适量

水果味道丰富易引起食欲，但一定要严格控制食量。因为大部分水果中的膳食纤维和糖分含量较高，食用过多会引起腹痛、腹胀等症状。对于糖尿病患者，由于水果会使血糖快速增高，更应注意适量，每天200克左右，并注意将水果的热量计算到一天膳食的总热量中，相应地减少主食量。

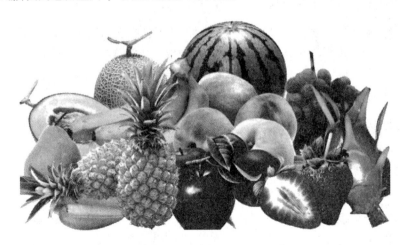

3.食用水果要讲究多样性

水果的种类很多，不同的水果其营养价值各有特点。因此，应经常变换水果的品种，这样既调节了口味，又利于人体多种营养素的吸收。

维生素C是人体需求量最大的营养素之一，具有多种生理功能，如抗氧化，增加人体免疫力等。对婴幼儿、老年人以及蔬菜摄入量较少的人群而言，水果是维生素C的主要来源。富含维生素C的水果很多，如鲜枣、柑橘、草莓、猕猴桃等。水果还含有另一类有益物质——多酚，特别是原花青素，具有很强的抗氧化作用。一般来说水果的颜色越深，花青素的含量越多，如蓝莓、桑葚、葡萄、石榴等，应经常食用。

4. 根据体质和健康状况选择水果

（1）根据体质选择水果

根据中医学理论，人的体质可分为寒性、热性、中性三种。水果也有寒、热、温、凉之分，因此一定要根据个人体质选用不同的水果。

西瓜、梨、香蕉、柿子、猕猴桃、柚子、橙子和枇杷、桑葚、荸荠等属凉性水果，适合热性体质者食用。

龙眼、椰子、荔枝、石榴、橘、桃、杏、杨梅、樱桃等属于温热性水果，适宜寒性体质者食用。

中性体质人群可广泛选择，但需适量，最好寒凉性和温热性水果交替食用，禁忌长期偏食。

（2）根据健康状况选择水果

① 糖尿病群体。宜选择具有升糖指数低和含糖量不高的水果，如苹果、鸭梨、橘子、草莓、猕猴桃、木瓜等。但要注意食用量，以每天不超过200克为宜。

② 高血压、动脉粥样硬化病群体。宜选择富含维生素C、钾含量较高，具有降压、缓解血管粥样硬化效用的水果，如山楂、橘子、枣、香蕉等。

③ 冠心病、高脂血症群体。宜选择含维生素C和烟酸，具有降低血脂和胆固醇效用的水果，如山楂、桃子、草莓、柚子、柑橘等。

④ 瘀血体质群体。此类群体大多为高脂血症及动脉粥样硬化的高发人群。可选择助消化，且有活血化瘀效用的生山楂煎水，代茶饮用。

⑤ 呼吸道感染病群体。宜选择具有化痰、润肺、止咳效用的梨、杏、柚子、枇杷等。伴有咽痛、咳嗽、痰多等症状的患者更宜多食用。

⑥ 溃疡病患者禁忌食用李子、杨梅、青梅等，因这些水果中的酸性物质会与胃酸一起刺激胃黏膜。

⑦ 经常便秘者宜选择草莓、猕猴桃、桑葚、香蕉等水果，这些水果对人体排便有促进作用。但对于经常或正在腹泻的人，应注意不能多食用。

5.食用水果要选择时间段

（1）空腹时不适宜选择酸性强的水果

早上胃肠经过一夜的休息，功能尚在恢复中，因此最好选择酸性不太强、涩味不太浓的水果。对于胃酸过多的人来说，吃酸度高的水果可能会产生不适，如柿子、橘子、山楂等。富含蛋白酶的水果如木瓜、菠萝、芒果、猕猴桃等也不太适合在空腹时吃太多。

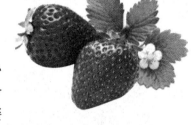

（2）餐前、餐后注意事项

水果中的果糖、葡萄糖在食用后能直接进入小肠被迅速吸收、利用。在低血糖时，水果补充糖分的效果迅速而有力。因水果中还富含膳食纤维，餐前食用易产生饱腹感，对控制血压、血脂和体重很有利，但要减少下一餐食量。

餐后1小时食用菠萝、山楂等有机酸含量多的水果有助于消食。但晚餐后大量食用水果则不利消化。因食用过多，会使其糖分转化为脂肪堆积，引发人体肥胖及血脂增高。

（3）两餐之间是最佳时间

两餐之间食用水果可促进人体快速吸收营养素。一般可选择在上午9～10时、下午3～4时或睡觉前两小时食用。正常人每天可食用水果1～3次。食用西瓜最好饭后2小时，菠萝宜选择在午餐后食用，鲜枣应该餐前吃。要注意不要过量食用枣类，以免出现胃酸过多和腹胀等症状。

6.挑选水果要注重营养

① 西瓜——消暑之星。西瓜味甘性寒，有消暑除烦、止渴利尿之功效，是夏季解暑的佳品。西瓜富含维生素C、烟酸和多种有机酸，对水肿、肾炎等病症有良好的辅助治疗作用。种类选择上，红瓤西瓜比黄瓤西瓜更有营养，且富含番茄红素，具有防癌的作用。西瓜冷藏不要超过2小时，这样既可以防暑降温，又不伤脾胃。

② 苹果——护心之星。苹果中含有丰富的有机酸、维生素、果胶、膳食纤维、多酚及黄酮类营养素，能保护心脏。研究证实，50岁以上的老人，每天吃一个苹果，可降低患心脏病和卒中的危险。红苹果更有益于心脏，并可提高记忆力。黄苹果则可以强健人体的免疫系统。苹果最好连皮吃，此外加热后的苹果更护心。

③ 西红柿——防癌之星。西红柿富含番茄红素，具有较强的抗氧化作用。能清除人体内的有害自由基，预防心脑血管疾病。同时还可以降低前列腺癌、胰腺癌、直肠癌的发病风险。一般来说，西红柿越红番茄红素含量越高，黄色的和未成熟的则含量相对较低。另外，番茄红素为脂溶性，和油脂搭配更有利于吸收。因此，熟吃西红柿效果更好。

④ 葡萄——补血之星。葡萄中含有丰富的铁元素，对于缺铁性贫血的人来说，是一款很好的补血佳品。就营养来说，颜色越深的葡萄，色素类物质含量越高，其营养价值也越高。如紫色的巨峰、玫瑰香要高于绿葡萄、无核白等。葡萄最好连皮一起吃，具有极高的抗癌功效。

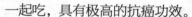

⑤ 猕猴桃——提高免疫之星。猕猴桃富含维生素C和多种抗氧化物，可促进抗体形成，维持人体正常免疫力。其中的膳食纤维还有缓解便秘、改善睡眠等作用。

⑥ 桃子——助眠之星。桃肉性温热而味甘酸，有润肠、解渴、安神的功效。桃子中含有多种维生素、果酸、钙、磷、铁等营养素。常吃桃子能辅助降压，非常适合高血压患者食用。但因桃子是温性水果，有上火症状的人要少吃。

⑦ 蓝莓——护眼之星。蓝莓富含花青素，能抵抗自由基对晶状体细胞的氧化伤害，帮助眼球恢复弹性，是天然的护眼"墨镜"。此外，蓝莓还具有保护心脏健康、预防癌症、增强大脑功能和改善视力等作用。蓝莓的表面有一层白霜，是天然形成的果粉，所以，颜色越白说明品质越好。

六 每天一杯奶安全又健康

"一杯牛奶，强壮一个民族"。当年日本政府为学生午餐增加牛奶，极大地改善了青少年的体质和身高。随着社会经济的发展，生活条件的提高，奶的摄入已经不再只供给孩子和体弱者作为营养补充，每天一杯奶成为越来越多人的饮食习惯和健康生活的保障。许多国家都对本国居民乳制品摄入量有着明确的推荐，《中国居民膳食指南（2016）》中推荐成人每天摄取天然液态奶300克。奶类是一种天然食物，具有营养成分丰富、营养价值高、组成比例适宜、易消化吸收等特点。但近些年也有人对喝奶提出异议，一些有关牛奶不利健康、促癌、诱发糖尿病等信息，引起人们对牛奶的疑虑，其实很多报告只是个别实验室的资料，并未得到公认，更不能作为大众健康的饮食指导。

1.牛奶具有极高的营养价值

牛奶含有大量人体所必需的营养素，并且极易被人体吸收。牛奶中蛋白质平均含量为3%，主要有乳清蛋白和酪蛋白，包括了人体生长发育所需的全部氨基酸，是除鸡蛋外最好的优质蛋白质。牛奶中的脂肪含有大量的脂溶性维生素并且熔点低、颗粒小，很容易被消化吸收。牛奶含有大量的乳糖，是奶中所独有的糖类，能促进钙、铁、锌等矿物质的吸收。同时牛奶还含有身体必需的维生素B_1、维生素B_2等多种维生素以及钙、磷、钾等矿物质。

2.牛奶是食物钙质最好的来源

钙在人体内一方面构成骨盐，儿童、青少年时期可以增加骨密度，有利于骨骼发育，中老年可以减少骨钙流失，预防骨质疏松；另一方面以钙离子形式参与人体各种生理功能和代谢过程，是人体不可缺少的重要元素。钙不能在体内合成，人体每天所需要的钙完全依赖食物供给，持续充分的钙质补充才能满足人体对钙的储存需求。食物中钙含量普遍偏低，牛奶中富含丰富的活性钙，每袋200克的牛奶就可以获得200毫克的钙，是食物中含钙最高的品种之一，丰富的乳糖又能促进人体肠壁对钙的吸收，牛奶液体状态、良好的口感易于食用，因此牛奶是人类天然食物中最好的钙质来源。在喝牛奶补钙的同时，别忘了晒太阳、坚持体育锻炼，才能帮助人体进行维生素D的转换，达到促进钙质的吸收。我国居民受传统饮食习惯以及经济条件的限制，钙摄入长期处于较低的水平，坚持每天一杯奶，是补充钙质、改善膳食结构、提高国民体质最经济、方便、有效的方法。

3.酸奶的妙用

酸奶在日常生活中越来越受到人们的喜爱，不仅是其酸酸甜甜的味道，更因为它有独特的营养价值。酸奶发酵过程中可产生大量的益生菌，长期食用可以调节肠道菌群，增强免疫力，提高幽门螺杆菌的根除率，改善便秘。牛奶发酵在形成酸奶的过程中，大部分蛋白质、脂肪和糖经过再分解，更容易被人体吸收，特别是牛奶中的乳糖，被转化成乳酸和其他有机酸，对于喝牛奶乳糖不耐受的人，酸奶能够成为很好的选择。同时酸奶中B族维生素含量比牛奶高，钙的吸收率也更高。所以酸奶是我们预防骨质疏松、增强体质、防癌、抗衰老的美食佳品。

4. 为什么要控制牛奶的量

牛奶营养价值高，也非多多益善，更不可以把牛奶当水喝。牛奶虽含有大量水分，却是高渗性饮品，饮入过多或在出汗、失水过多时饮用，容易导致脱水。牛奶所含营养素种类丰富，除含有蛋白质外，还含有脂肪、碳水化合物、钙、磷等许多营养成分。如果过多饮用牛奶，会导致营养物质摄入过多，影响营养的摄入均衡，蛋白质摄入过多可引发消化不良、腹泻等问题，脂肪过多会造成超重、肥胖、高脂血症等问题。每日300克就能基本满足一般人群的营养需求，特殊人群，如处于生长发育期的儿童、青少年以及孕妇、乳母等需要更多营养补充的人群，可适当增加牛奶的摄入量，但最好每天不超过1升的量。

5. 如何选择奶类

奶类有诸多好处，如何选择适合自己的需求呢？奶类品种繁多，有液态奶、酸奶、奶酪、奶粉等，人们经常食用的以液体牛奶和酸奶为主。一定要去正规的超市、商场购买正规品牌的产品，不能购买未经任何消毒、灭菌处理的新鲜奶。市面上牛奶消毒方法分两种：一种是巴氏消毒奶，低温消毒，营养素损失少，营养价值高，但需低温保存并且保存时间短；另一种超高温消毒奶，可常温保存，保存时间长，但营养损失大。可以根据个人实际情况进行选择。

在选择牛奶时，尽量选用无任何添加的纯奶。高钙奶含钙虽然比一般牛奶要高一些，但人体对它的吸收效果并没有牛奶本身的钙好。早餐奶中蛋白质和钙成分有所降低，碳水化合物成分增高了，也就是真正奶的含量降低了。奶中添加维生素D是有意义的，维生素D与体内钙、磷代谢密切相关，直接促进钙的吸收。如果同时食用的其他食物或药物含有一定量的维生素D，就尽量不要选择添加维生素D的奶类，以防过量摄入。

乳糖不耐受者喝牛奶后会引起腹胀、腹泻甚至腹痛等症状，特别是空腹饮用后。正常人群很少出现这种情况。乳糖不耐受者可选择低乳糖奶或舒化奶，还可选择酸奶。市面上酸奶大部分需要冷藏存放，还有一部分常温放置即可。冷藏酸奶与常温酸奶营养成分相差不大，而冷藏酸奶含有活的乳酸菌，有调节肠道菌群的作用。

超重、肥胖和高血脂人群，应选择低脂奶或脱脂奶（脂肪含量小于1.5%或0.5%），糖尿病人群应注意酸奶中的糖成分，选择添加甜味剂（如木糖醇）的酸奶。

推荐每日摄入300克的纯奶。市面上许多乳类饮料并不是纯奶，含奶量极低，一定要注意营养成分说明，不能随意用乳类饮料替代奶制品的摄入。通常蛋白质含量≥2.9%的才是纯奶，蛋白质含量≥2.3%的为调味乳，蛋白质含量在1.0%左右的是乳饮料。酸奶同样需要注意此问题。对牛奶蛋白过敏的人，应该避免食用奶制品。

七 大豆和豆制品的食用

大豆起源于中国，豆腐最早也是由我们的祖先发明出来的，我们对豆制品的热爱除了其历史文化的渊源，更因它的美味和营养。常见的豆制品主要包括豆腐、豆浆、豆腐丝、豆腐皮、腐竹、香干、素鸡、豆芽，以及发酵豆制品豆豉、腐乳、豆瓣酱等，由大豆加工而成，是我们日常生活中几乎每天都必备的食物。豆制品是我国的传统食品，营养价值非常高，花样品种繁多，食用简单方便，而且价格便宜，深受大众喜爱。

1. 大豆的营养价值

大豆包括黄豆、黑豆和青豆，是豆类中含蛋白质和脂肪含量较高、碳水化合物含量较低的一类，豆类中的另一类含有较高的碳水化合物、中等含量的蛋白质和少量脂肪，如豌豆、绿豆、红豆等，一般推荐用来替代部分精细粮食补充碳水化合物。大豆蛋白含量不仅高而且是最好的植物性优质蛋白，每100克含蛋白质35 ～ 40克，大豆的赖氨酸含量高，蛋氨酸含量低，而谷类正好相反，与其混合食用，不仅弥补谷类食物蛋白质含量的不足，更使混合食物蛋白质的营养价值有明显的提高。它的脂肪含量每100克含15 ～ 20克，并且不含胆固醇，不饱和脂肪酸高达85%，亚油酸高达50%以上，同时含有较高的卵磷脂、脑磷脂，有益于心脑血管，延缓机体衰老。大豆同时含有较高的钙、钾和多种维生素以及大豆异黄酮、植物固醇、大豆低聚糖等，这些有益于健康的成分对于预防骨质疏松、改善女性更年期症状、预防心脑血管疾病有着积极的作用。《中国居民膳食指南（2016）》推荐大豆每人每天摄入25克以上。

2. 豆制品比大豆更有营养

① 大豆含丰富的营养素，经过煮沸、磨碎等工序制成豆制品，其营养成分变得更容易为人体所吸收、利用。如炒黄豆和油炸黄豆的蛋白质吸收率不到50%，水

煮黄豆也只达到65.5%，而加工成豆制品后如豆浆、豆腐、豆腐丝等蛋白质的吸收率可达到85%～95%，大豆所含的寡聚糖在体内不能被消化，但能被肠道微生物发酵产气，是引起肠道胀气的原因之一，而豆腐中此类物质基本被清除，食用后明显减少胀气。

② 豆制品相对于大豆，因其热量低、含脂量低、含钙量高而更胜一筹，豆制品在加工过程中添加的凝固剂如石膏等含钙量极高，如果食物补钙首选奶类，那么第二选择就是豆制品。注意：豆浆、腐竹等不需要添加凝固剂的品种含钙量就没有这么突出。

③ 黄豆发芽后，除了增加了大量维生素C外，维生素B_2增加2～4倍，烟酸增加2倍多，叶酸成倍增加。黄豆含有胰蛋白酶抑制剂和较多的植酸，影响了营养成分的吸收与利用。黄豆在发芽的过程中，胰蛋白酶抑制剂大部分被破坏，同时，大豆含有的蛋白质还被分解为可溶性的肽与氨基酸，不但增加了豆芽的鲜度，而且使豆芽中蛋白质的利用率比黄豆至少提高了10%。黄豆发芽后，其中的植酸酶活性增强，植酸被分解，从而提高了矿物质铁、镁、钙、锌的生物利用率。

④ 发酵的大豆也有许多营养成分，大豆在发酵过程中，由于微生物的生长繁殖，产生部分维生素B_{12}，维生素B_{12}是一般植物性食物中所没有的，对素食者非常重要，可以预防恶性贫血。发酵还能使大豆异黄酮的构型和含量发生变化，促进人体对其的吸收，增强其抗氧化作用。

3. 食用豆制品的注意事项

豆制品营养价值高，种类多，制作方法多样，可繁、可简，是中国人家庭中不可或缺的美味食品。适当食用对身体大有益处，但是随意食用也会给身体带来危害。下面介绍一下吃豆制品的注意事项。

① 豆制品蛋白质含量高，水分多，格外适宜微生物繁殖，特别是夏天非常容易发生变质。所以一定注意低温保存，自制豆制品不宜存放时间过长，尽量现吃现做，市场购买的豆制品一定注意保质期，一次不要采购太多。

② 大豆及豆制品必须加热煮熟才可食用，因为大豆中含有抗胰蛋白酶因子，它能抑制胰蛋白酶的消化作用，降低大豆的消化率。只要经过加热煮熟就可以破坏这种因子，消化率也随之提高。

③ 豆腐中含有极为丰富的蛋白质，一次食用过多，不仅阻碍人体对铁的吸收，而且容易引起蛋白质消化不良，出现腹胀、腹泻等不适症状。

④ 民间"食物相克"的说法，菠菜不能和豆腐一起吃，小葱不能和豆腐一起

吃,都是源于这些蔬菜含有较高的草酸,豆腐钙含量较高,钙和草酸形成溶解度很低的草酸钙,不仅影响钙的吸收,还能引起肾结石、膀胱结石和尿路结石。草酸含量高的蔬菜不仅仅是菠菜,一般含涩味的蔬菜草酸含量都比较高,制作前在沸水中焯煮一下,可以去除大部分草酸。

⑤ 发酵豆制品如腐乳、豆豉制作过程中,加入了大量的盐,不适合健康人群大量食用,高血压、冠心病、肾病患者最好不要食用。发酵豆制品还要注意其保质期,长期存放会产生生物胺,过量摄入会引起头疼、呕吐等不良生理反应。

⑥ 慢性肾功能不全的患者,强调摄入优质低蛋白饮食,豆制品因是植物类食物,过去被长期禁用。豆制品中蛋白质所含必需氨基酸种类齐全、数量充足、比例适当,也同样属于优质蛋白。在坚持优质低蛋白饮食的前提下,可适当选择含磷量偏低的豆制品。

⑦ 大豆食品能够升高血尿酸水平,那么痛风和高尿酸血症患者还能够食用豆制品吗?豆制品在加工过程中嘌呤含量很大程度地被稀释了,大豆100克含嘌呤218毫克,而豆浆100克含嘌呤只有11毫克,从高嘌呤食物转化成了低嘌呤食物。患者急性期发作时还是需禁止豆制品的食用,缓解期可适量食用一些嘌呤含量低的豆制品,豆制品毕竟还含有大量像大豆异黄酮、不饱和脂肪酸这样对身体有益的物质。

八 你知道每天应吃多少鱼、禽、蛋、瘦肉

改革开放使国家经济快速发展,人们生活水平大幅提高,我们的菜篮子日益丰富,饮食习惯也发生了很大改变,餐桌上肉类食物越来越多。我们身边出现了许多"肉食动物",他们无肉不欢。人们在享受美味佳肴的同时,也带来了越来越多的糖尿病、高血压、高脂血症、肥胖等健康问题。

通常称的肉类食物也就是动物性食物,如畜、鱼、禽、蛋等,其富含优质蛋白质,是食物中蛋白质的主要来源,同时含有脂类、脂溶性维生素、B族维生素和矿物质等,是平衡膳食的重要组成部分。但是肉类食物普遍脂肪含量比较高,许多含有较高的饱和脂肪酸和胆固醇,能量密度高,摄入过多可增加肥胖、高脂血症、心脑血管疾病以及肿瘤等的发病风险。

《中国居民膳食指南(2016)》推荐,鱼、禽、蛋和瘦肉摄入要适量。每周鱼类摄入量280 ~ 525克,畜禽肉280 ~ 525克,蛋类280 ~ 350克,平均每天摄入总量120 ~ 200克。优先选择鱼和禽。吃鸡蛋不弃蛋黄。少吃肥肉、烟熏和腌制肉

制品。建议成人每天摄入120～200克动物性食品，也就是鱼类40～75克，畜禽肉类40～75克，蛋类40～50克。

畜肉类包括猪、牛、羊的肌肉，通常称为"红肉"，我国居民的传统饮食习惯中，以畜肉类为主。畜肉蛋白质含量一般为10%～20%。脂肪含量较高，瘦肉的脂肪含量平均也达到15%，多以饱和脂肪酸为主，猪肉含脂肪最高，羊肉次之，牛肉含脂肪最低。畜肉富含维生素和矿物质，其中铁含量丰富，是食物铁的很好来源。畜肉中肥肉脂肪含量高达90%，应做到少食或不食，尽量选择畜肉中的瘦肉部分。畜肉营养价值高，消化吸收好，是食物中很好的蛋白质来源，但因其高热量、高蛋白质和高脂肪，特别是饱和脂肪酸含量高，过多食用会增加肥胖和诸多慢性疾病的发病风险。

禽肉类主要包括鸡、鸭、鹅、鸽子等的肌肉，通常和鱼肉类共称为"白肉"。其蛋白质含量16%～20%，脂肪含量9%～14%，维生素以维生素A和B族维生素为主，含有较低的碳水化合物。禽类肉脂肪含量比畜肉低，脂肪酸构成以单不饱和脂肪酸为主，组成优于畜肉脂肪。特别对于患有高脂血症的群体，禽类优于畜类选择。需要注意的是，禽类的皮脂肪含量非常高，脂肪高达44%，同时含有很高的胆固醇，减肥、低脂饮食的人群一定注意去皮后食用。

动物内脏中维生素A含量较多，特别是肝脏中含量最为丰富，同时含有其他脂溶性维生素和B族维生素、蛋白质，以及钾、铁、锌、硒等矿物质。一般来说，肉类的颜色越红，其中所含血红素铁就越多。内脏血红素铁含量最高，消化吸收率较高，植物性食品中的铁吸收效率普遍较低，对于缺铁性贫血患者动物肝脏是很好的食物补充。内脏的脂肪和胆固醇含量较高，特别是脑中胆固醇含量最高，每100克含胆固醇2400毫克，高于蛋黄，其他内脏每100克含胆固醇300毫克，是肌肉的2～3倍。建议健康人群每月可2～3次少量食用动物内脏，如果有慢性病如高胆固醇血症、高尿酸血症等就尽量避免食用。

鱼类中的优质蛋白质含量高达15%～22%，脂肪含量为1%～10%，同时含有丰富的维生素和矿物质，海鱼中碘含量较高。鱼类相对其他肉类脂肪含量偏低，并含有较多n-3系列多不饱和脂肪酸，特别是深海鱼有较高的二十碳五烯酸（EPA）和二十二碳六烯酸（DHA），可增加机体的免疫功能，防止动脉粥样硬化，预防心血管疾病，提供脑细胞所需的营养物质等。鱼肉鲜美、肉质细腻、营养丰富，结构合理，更适宜人类健康的需求，应逐渐增加鱼肉类的摄入量，特别是深海鱼，改变内陆大部分地区以畜肉为主的饮食习惯。

蛋类包括我们最常食用的鸡蛋、鸭蛋、鹅蛋、鹌鹑蛋等。蛋类的蛋白质营养价值优于其他动物性蛋白质，其氨基酸组成和利用率最高。蛋白质含量在13%左右，脂肪含量为10%～15%，以单不饱和脂肪酸为主。蛋黄中胆固醇含量较高，每100克中高达1510毫克。碳水化合物含量较低。维生素含量丰富，包括B族维生素、维生素A、维生素D等和丰富的矿物质。其中脂肪、维生素和矿物质主要集中在蛋黄中。虽然鸡蛋营养价值高，但也不是越多越好，每天吃一个蛋，包括蛋黄最为合理。

烟熏和腌制肉制品如腊肉、香肠、火腿等，是我国许多地方的特色美食。这些食物在加工过程中，不但常使用大量的食盐，还会产生微量的致癌物质亚硝基化合物，因此此类食品会增加罹患高血压、心脑血管疾病和癌症的风险。烟熏和腌制肉制品不代表有毒不能食用，但应尽量减少摄入。养成良好的饮食习惯，是我们预防疾病，维持健康、长寿的基本保障。

从古至今肉类制作方法繁多，各种美味佳肴深受大众喜爱，如何能做到有效控制食入量呢？首先尽量选择在家吃饭，减少出去就餐机会，在外就餐也要尽量做到荤素搭配，清淡少油，多选鱼和海产品，减少畜、禽类食物的摄入量。家庭制作从采购开始就有意识地计划鱼、禽、蛋、肉的比例，以每周为单位制订计划，最好制订一周食谱，动、植物性食物交替食用，每天保证不少于两类，既要保证营养均衡，又要考虑方便易行。制作前估计出每人所需摄入的总量，不要盲目多做，防止摄入过多同时减少浪费，每餐养成习惯按人数进行合理制作、合理分配。鱼类等水产品，储存困难，加工复杂，上班一族每天食用会有难度，可以尽量选择在单位食堂和休息日食用，在外就餐也可多选择这类食物以补充不足。肉类食物加工制作上应该尽量减少整块或大块肉类制作，如酱肘子、扒鸡腿等，可选择切小块制作，一个全荤菜可配几个素菜一起食用，容易控制肉的总量。同时烹调方法上多选择蒸、煮、炒等比较低温少油的安全方法，减少油炸、烧烤、腌制的食品，比如炸鸡、炸猪排、烤鸭、烤肉串、腊肉等影响健康的食物。

九 吃鸡蛋你还弃蛋黄吗

鸡蛋有着大量人体所需要的营养素，并有很高的吸收率，特别是蛋黄，是婴儿最早的辅食添加食品，是大自然赐给人类最好的营养食物之一。

1. 鸡蛋中的营养成分

鸡蛋中的营养素不仅含量丰富，而且质量很高，是营养价值最高的食物之一。

一个鸡蛋大概能为我们提供70千卡的能量、7克左右的蛋白质、5克左右的脂肪及不到2克的碳水化合物。鸡蛋中的蛋白质是优质蛋白，含有人体所需的8种必需氨基酸，它们与人体中的氨基酸组成极为相似，所以生物价值高，人体吸收率高达98%。鸡蛋蛋白质也经常被用来对比、评判其他食物中蛋白质的优劣。鸡蛋中的脂肪含量为98%，都存在于蛋黄中，以单不饱和脂肪酸为主，脂肪颗粒小，含有大量的磷脂（主要包括卵磷脂和脑磷脂），能促进脂代谢，预防心脑血管疾病。鸡蛋中拥有丰富的人体生长代谢所必需的钙、磷、铁、锌、硒等矿物质，以及维生素A、维生素E、维生素D、B族维生素等。以上营养物质除蛋白质其他几乎都存在于蛋黄中。

2.认清胆固醇的真面目

除了以上营养成分，蛋黄中同时含有太高的胆固醇，每100克中高达1510毫克。一直以来各种宣传（包括前些年的居民膳食指南也是这样推荐）带给人们的概念是：胆固醇的摄入每天少于300毫克，高胆固醇食物会引起血液中胆固醇浓度增高，导致动脉粥样硬化、心脑血管疾病。许多人因此吃鸡蛋丢弃蛋黄，也是无奈之举。2015年美国发布的新版《美国居民膳食指南》对胆固醇的摄入量不再进行限制，《中国居民膳食指南（2016）》建议吃鸡蛋不弃蛋黄，到底应该如何看待蛋黄中的胆固醇呢？

胆固醇属于类脂，是人体细胞膜和大脑细胞的主要成分，并参与维生素D、胆汁、雌激素、雄激素等多种激素的合成。人体中胆固醇的来源主要分两个方面：一是内源性的，由体内自身合成，绝大部分由肝脏合成，人体每天合成胆固醇1000～1200毫克；二是外源性的，通过食物摄入获得，所占比例相对较低，约几百毫克。

人体血液中的胆固醇可分成3类，即高密度脂蛋白胆固醇（HDL）、低密度脂蛋白胆固醇（LDL）、极低密度脂蛋白胆固醇（VLDL）。高密度脂蛋白胆固醇也被称为"好"胆固醇，它能够把各器官组织中的胆固醇输送到肝脏，进行吸收和有效利用。同时也能将沉积在血管壁上的"坏"胆固醇进行分解消除。相反，低密度脂蛋白胆固醇、极低密度脂蛋白胆固醇被称为"坏"胆固醇，它们进入各个器官细胞，并不断沉积在血管壁上，导致血管狭窄、堵塞以及动脉粥样硬化，引起心脑血管疾病。

3.蛋黄究竟该不该吃

人们吃鸡蛋丢弃蛋黄，主要是恐惧它的高胆固醇，现在大量的实验室数据证明人体的胆固醇2/3以上是人体自身合成的，通过食物摄入的只是其中很少一部分，我们身体有着特殊的调节功能，即使不通过食物摄入胆固醇体内也会合成满足机体需要的量，如果胆固醇摄入过多，也能自我调节，减少吸收，未被吸收的胆固醇通过粪便排出体外。另外含有胆固醇的食物也并非只有蛋黄，比如动物内脏、鱼子、肥肉、黄油等，与这些食物相比蛋黄的其他营养价值更高，丢弃蛋黄，鸡蛋的营养将损失大半。

这样是不是我们就可以随心所欲地吃鸡蛋了呢？当然不是。我们人体的代谢功能差距很大，对胆固醇的消化、吸收能力以及胆固醇对血脂的影响程度存在很大不同，主要受遗传基因和代谢因素以及年龄的影响，人与人之间不同，各年龄段也不同，有的人食用大鱼、大肉各项指标仍然比较正常，有的人即使吃素也有高脂血症，更多的人到了一定年龄代谢功能下降，各项指标都开始出现异常。健康的饮食首先是总热量的控制，总蛋白质、总脂肪的控制，食物多样化。因此，蛋黄不应该被丢弃，每天1 ～ 2个整鸡蛋，对健康人群是合理的，如果是高脂血症或有家族遗传史，说明对胆固醇的调节能力存在差距，建议适当控制，每天一个鸡蛋即可，否则将享受不到鸡蛋给你带来的全部美味和营养。

4. 有高胆固醇血症怎么办

如果患有高胆固醇血症，仅仅简单限制高胆固醇食物的摄入是不够的，也是不合理的。应该在饮食上控制总热量，三大营养素的摄入比例合理，还要坚持规律的体育锻炼，维持健康的体重。控制总脂肪摄入量，减少饱和脂肪酸和反式脂肪酸的摄入，如肥肉、黄油、油炸食品、含氢化油的食物，多选择含单不饱和脂肪酸和多不饱和脂肪酸的食物，如鱼肉、禽类肉、坚果、植物油等，适当控制胆固醇较高的食物如动物内脏、鱼子、蛋黄等。主食多选择全谷类、杂豆类食物以及深色蔬菜和水果，以上食物含有丰富的膳食纤维，与胆固醇类的物质结合，将其从肠道排出体外，减少胆固醇类物质的吸收利用。每天适当补充大豆及大豆制品，既能补充优质蛋白、减少饱和脂肪酸摄入，同时大豆中的植物固醇，又能够起到降低胆固醇吸收的作用。在烹调方法也应该优先选择少油、健康、安全的蒸、煮、炒、汆、炖等方法，减少或避免红烧、油炸、烧烤等油大、高温、不健康的方法。如果上述方法你都做得很好，血液中的"坏"胆固醇还是很高，可能与自身的代谢有相当大的关系，那就需要去咨询医生看是否需要服用他汀类的降脂药。血液中大量的"坏"胆固醇会给你的血管带来堵塞，与心、脑血管疾病有着密切的关系，因此应控制血液中的"坏"胆固醇含量。

十 肉汤和肉你该选择哪个

肉类煲汤是我国南方传统饮食文化中重要的一部分，文火、慢炖、汤浓、味美，"老火靓汤"成了许多人心目中的滋补佳品，锅中炖汤后的肉类食材被认为其精华已被提炼，再没有什么味道和营养价值而被丢弃。

1. 汤和肉哪个更有营养

汤是人们日常饮食中不可缺少的一部分，家家餐桌上都少不了一份汤羹。鸡、鸭、排骨、猪蹄、鱼等都是人们常用的煲汤的原料。无论用哪种肉类食材，汤中绝大部分其实还是水，其他营养物质也都来自煲汤的食材原料。鸡、鸭、鱼、肉等这些原料，无论你炖多久都是不可能被大量溶解在汤里的。

肉汤味道鲜美，散发着诱人的香气，其实汤中的营养价值并不高。鸡、鸭、猪、牛、羊肉等都是由肌肉纤维构成的，其中有可溶性的肌浆蛋白和氨基酸、肽类、肌酸、肉碱等小分子含氮物质，它们容易进入汤中，但大部分肌纤维成分很难溶出来。一般来说，汤中的蛋白质含量仅有1%～2%，而肉类食物的蛋白质含量都在15%～20%以上。汤在熬制过程中被破坏了大量的维生素，只有部分水溶性维生素溶入汤中，与肉类的含量相比还是差距甚远。不难看出，肉类煲汤后绝大部分营养仍然保留在肉里，煲汤后所留下的肉质其中的营养价值远远高于肉汤，所以享受美味肉汤的同时，炖汤的肉类原料也不要浪费。既喝汤又吃肉这样才能获得食物中更多、更好的营养物质。

许多人喜欢把骨头和钙联系在一起，认为喝骨头汤可以补钙，其实食材中的矿物质只有部分能溶于汤中，钙、铁等元素，属于不可溶性的成分，煲汤是不可能把钙和铁从骨头和肉中溶解出来的，直接摄入炖烂的骨头和骨髓对于补钙意义也不大，骨头的钙质结合得很紧密，钙的消化吸收会很差，骨髓里钙含量低，含有大量胆固醇，不利于血脂异常的人。还有人认为往骨头汤里加醋可以把钙置换出来，这些都是错误的想法，所以通过骨头汤补钙是不太可能的。

浓稠的乳白色汤汁，成为许多人的最爱，认为既营养又有美味，可以补钙、健脑，其实这种汤汁的形成过程是脂肪乳化过程。在熬制鱼汤的过程中，烹调油中的脂肪及鱼肉中所含的脂肪组织被粉碎成了细小的微粒，而卵磷脂、明胶分子和一些蛋白质起到了乳化剂的作用，形成了水包油的乳化液，这样就使得汤汁浓白，最终成了"奶汤"。所以，"奶汤"就是乳化脂肪，并没有钙质，单不饱和脂肪酸比例也很低，三高人群多喝弊大于利，并无益于健康。

对于绝大多数消化吸收功能正常的健康人来说，每天只喝点鸡汤、肉汤、鱼汤而不吃成块的肉类，所得到的蛋白质总量就太少了，同时汤中含有大量脂肪，并且饱和脂肪酸含量较高，煲汤时为了到达更好的口感，往往盐的添加也比较多，因此汤的摄入量也应该合理控制，不宜太多。肉汤食用时应尽量撇去表层浮油，或放入冰箱使其凝固去除，家庭自制尽量少放盐，还可以用来烧制豆腐、海带、蘑菇、蔬菜等食材，这样既能提高食物的美味，又能食入更多营养物质，达到食物品种多样化，比例合理，营养均衡。

2.哪些人更适合喝肉汤

肉汤中含有很多含氮小分子和乳化的脂肪，会散发出诱人的食物香味，对于消化不好的老年人、身体虚弱和术后没有食欲的患者是很好的提高食欲的食物。汤中的蛋白质含量虽然不高，还是有许多其他食物无法替代的营养价值，比如溶出来的游离氨基酸、小肽、谷氨酸、谷氨酰胺、肌酸、B族维生素等物质，可快速被吸收利用，对体弱以及消化不良者起到改善食欲、提高消化功能的作用。对消化功能较差患者的营养补充，一定要遵循循序渐进的原则，由营养价值、能量密度都较低的流质、半流质逐渐过渡到营养均衡的普食，肉汤就是很好的由流质食物到固体食物的过渡食品。制作上肉汤一定要充分去油，用肉汤熬粥、煮面条，可提高食物的能量密度。肉汤中的含氮物能刺激消化液分泌，使胃肠道慢慢恢复消化功能，从这个角度来说汤具有很好的滋补作用。

肉汤也是很好的婴儿辅食，少量食用有益于宝宝生长发育，去油后的肉汤其营养物质分子量小，更易于婴儿的胃肠道消化吸收，同时肉汤中含有大量的嘌呤物质，嘌呤是细胞核中核酸的组成成分，对婴儿来说是生长必不可少的物质。

3.哪些人应回避肉汤

肉汤中不可避免地存在大量脂肪和盐，糖尿病、高血压、高脂血症、肥胖人群应该尽量避免食用，特别是在饭店就餐，脂肪和盐的含量更无法控制，在家可尽量在去油、少盐的基础上少量食用。

胰腺炎、胆囊炎的患者需要低脂肪和低蛋白质饮食，肉汤即使去除了表面浮油，也含有一定量的乳化脂肪和小分子氨基酸，所以过多食用肉汤也是不适合的。

患有反流性食管炎的患者胃酸过高，因为肉汤有刺激胃酸分泌的作用，也需尽量减少食用。比较好的食用方法是先摄入素菜和主食等食物，最后少量喝汤，对于较浓的肉汤还是尽量避免食用。肉类食材经过长时间炖制所含的嘌呤物质极易溶于水中，所以肉汤的嘌呤含量非常高，属于高嘌呤食物。患有痛风和高嘌呤血症的人，应该禁食肉汤，减少嘌呤摄入，防止血尿酸升高，避免病情加重。

十一 食盐为什么要减！减！减！

食用盐的制作与使用起源于中国，据《说文解字》中记述：天生者称卤，煮成者叫盐。根据史料记载，在中国，盐的起源时间远在5000年前的炎黄时代。食盐，是对人类生存具有重要意义的物质之一，同时，也是烹饪中最常用的调味料。因此，在我国的烹饪历史上食盐一直有很高的地位。食盐的主要化学成分是氯化钠（化学式NaCl），氯化钠也是人体最基本的电解质。我国居民现在日常食用的盐多为精盐，而精盐中氯化钠的含量高达99%。

我国居民食盐摄入量过多，根据《中国居民膳食指南（2016）》显示，2012年中国居民营养与健康状况监测结果显示，全国每人日平均食盐的摄入量为10.5克，城市为10.3克，农村为10.7克。尽管比2002年的监测结果有所减少，但仍然远远高于建议的摄入标准。

钠普遍存在于各种食物中，一般动物性食物的钠含量高于植物性食物，而流行病学调查表明，钠的摄入量与高血压发病呈正相关。因而食盐不宜过多。世界卫生组织建议每人每日食盐用量不超过6克为宜。膳食钠的来源除食盐外还包括酱油、盐渍或腌制食品、烟熏食品、发酵豆制品、味精等高钠食品及含钠的加工食品等。

1克食盐=400毫克钠，1克钠=2.5克食盐

1克食盐≈5毫升酱油，10克豆瓣酱≈1克食盐

20克豆腐乳≈1.5克食盐，1个咸鸭蛋≈6克食盐

老年人更需要严格控制食盐的摄入，《中国居民膳食指南（2016）》中提到60岁以上或有家族性高血压的人对食盐摄入量的变化更为敏感，膳食中的食盐如果增加或减少，血压就会随之改变。吃盐过多可导致高血压，从而也大大增加了卒中的

风险，年龄越大这一危害也越大。

不同年龄（轻体力劳动）人群食盐推荐摄入量：

人群	幼儿		儿童少年			成人	
年龄/岁	2～	4～	7～	11～	14～	18～	65～
摄入量/（克/日）	<2	<3	<4	<6	<6	<6	<5

注：来源于《中国居民膳食指南（2016）》。

流行病学调查发现，胃癌、食管癌发病与高血压、卒中相似，均与吃盐过多有密切关系。根据调查，日本、芬兰以及大多数东欧国家当地居民的每天食盐摄入量超过15克，胃癌的发病率很高，而像美国、新西兰等每天食盐摄入量低于12克的国家胃癌发病率较低。实验表明，食盐本身并不是致癌物，但如果长期摄入高盐饮食，高盐食物损伤胃黏膜，破坏胃黏膜的屏障作用，就可能引起慢性胃炎，加上高盐食物能促进胃酸分泌从而使胃、食管黏膜易遭受致癌物的侵袭。另外粗制的海盐内含有硝酸盐，而咸肉类食品中含有丰富的酰胺，加之高盐饮食或油炸食品等使亚硝胺类致癌物容易侵入黏膜上皮细胞。因此，避免高盐饮食，少吃腌制、熏制或油炸的食品可以减少胃癌和食管癌的发生。

十二 为什么要控制糖分摄入

碳水化合物也称糖类，糖类是三大产能营养素之一，是人们获取能量的重要来源。碳水化合物是由碳、氢、氧三种元素组成。营养学一般将其分为单糖、双糖、寡糖和多糖四类。近年来根据FAO/WHO（联合国粮农组织/世界卫生组织）的报告，综合碳水化合物的化学、生理和营养学意义，根据聚合度分为糖、寡糖和多糖三类。

1.什么是添加糖

我们在这里说的主要是添加糖，添加糖是什么呢？添加糖不是水果蔬菜中含有的果糖和葡萄糖，也不是牛奶中含有的乳糖，而是人工添加的糖。世界卫生组织叫它游离糖（free sugar），美国一般称为添加糖（added sugar）。美国农业部

（USDA）将食品加工和制作过程中加入的糖和糖浆都称为添加糖。大多数添加糖只提供能量，没有其他营养素，我们的身体是不需要添加糖的。

似乎人们天生就喜欢含糖的甜味食物。就好像当你觉得自己明明吃饱了但是如果有份你喜欢的甜点出现在你的面前，你依然可以把它吃下去。还有很多糖果类食物也是大家的零食必备。但是大量的研究认为，糖会增加肥胖、心脏病和2型糖尿病等慢性病的风险。甚至有些参与研究的人员认为糖是一种有潜在危害，且容易让人上瘾的物质，并呼吁应该像对待烟酒那样采取限制措施，严格控制人们摄入糖类。2014年的一项新研究发现添加糖摄入过多会显著增加成人心血管系统疾病的死亡率。由此，糖被认为是人类健康的一大敌人，这也就是为什么WHO提出限糖的原因了。

2.是不是我们就不能吃糖了呢

其实只要适时适量摄入，对人体不会有太大伤害，相反，也有可能是有益的。比如运动或大量出汗的时候糖比其他食物能更快地提供热能，恢复体力。疲劳饥饿、头昏恶心的时候糖也可以提升血糖，稳定情绪。因此，2002年世界卫生组织提出建议将糖的摄入量控制在每天总能量摄入比例的10%以内。2014年，WHO在全球范围内征求关于拟将每人每天"添加糖"（不含食物本身含有的糖）摄入量的推荐上限减半的意见，即从占膳食总能量的10%，降低到5%。生活中糖以多种形式存在，要控制糖的供能比不超过5%的确有些困难。但是，人们还是应该将此作为目标。

3.日常生活中的添加糖都有哪些糖

在日常生活中我们常会碰到的添加糖有精制糖，包括白砂糖、绵白糖和冰糖，还有未经精制的粗糖，包括红糖、黄糖，此外，还有一些浓缩糖浆。另外，就是食品添加剂中大家常见的几种天然甜味剂，有木糖醇、甜叶菊苷、甘草、麦芽糖醇和D-山梨酸糖醇等。

白糖，蔗糖含量在95%以上，颗粒均匀整齐、糖质坚硬、松散干燥、无杂质，它是添加糖中含蔗糖最多、纯度最高，也是较易储存的品种。冰糖是以白砂糖为原料，经加水溶解、除杂、清汁、蒸发、浓缩后，冷却结晶制成。黄糖是白砂糖和少量焦糖或糖蜜等混合而成的，由于黄糖含有少量矿物质及有机物，因此有颜色；红糖则是未经精制的粗糖，颜色很深。

完全拒绝吃糖是一件困难的事，那么在日常生活中，人到底该吃多少糖？吃什么样的糖才更健康呢？《中国居民膳食指南（2016）》中指出控制添加糖的摄入量，每天摄入不超过50克，最好控制在25克以下。看到这个数字你一定认为25克糖，我哪里吃得了这么多？其实几乎所有甜味食品中，都含有大量的甜味剂。所以，对于一些喜欢吃甜点、饼干、零食、饮料的人群来说，每天摄入50克以上的糖是一件很普通的事情。精制糖的纯度非常高，这就意味着几乎不含有其他营养物质，只含有大量的能量。而吃过多的甜食，一方面，人就会因摄入能量太多而产生饱腹感，影响对其他食物的摄入。长此以往，容易导致营养缺乏、发育障碍、肥胖等疾病。另一方面，糖在体内的代谢需要消耗多种维生素和矿物质，因此，经常吃糖会造成维生素缺乏，缺钙、缺钾等营养问题。调查还发现，尽管吃糖可能并不直接导致糖尿病，但长期大量食用甜食会使胰岛素分泌过多，碳水化合物和脂肪代谢紊乱，引起人体内环境失调，进而引起多种慢性疾病，如心脑血管疾病、糖尿病、肥胖症、老年性白内障、龋齿、近视、佝偻病等的发生。多吃甜食还会使人体血液趋向酸性，不利于血液循环，并减弱免疫系统的防御能力。除此以外，贪恋甜食还可能造成生理和心理上的依赖。据研究表明，甜味是人类出生后首先接受和追寻的味道，喜欢吃甜食基本是人的一种本能反应。医学实验证明，从某种意义上来说，含有大量白糖的甜食对大脑的作用和毒品有异曲同工之效。如果让动物习惯性地摄入甜食，就会刺激它们大脑中类阿片类物质的产生，令它们感到快乐。一旦停止甜食供应，它们就会感到痛苦、烦躁不安，大脑中的化学物质失去平衡。

4 应该怎么吃糖既满足口感又不会伤害身体呢

低血糖患者饥饿时会感到眼前发黑、四肢发软，最好的办法就是马上喝一杯糖水。没有吃早饭的人，临近中午时常会感到注意力不能集中、思维能力下降，这时如果吃点甜食，就能快速恢复大脑功能。此外，运动医学研究证实：运动员在剧烈运动前如果补充少量含糖饮料，可以帮助他们提高运动成绩；运动之后及时补糖，可以消除疲劳，快速恢复体力。另外，怎么选择糖也是关键。比如红糖，它也叫"黑糖""褐糖"，含有较多的铁、钙、钾、镁等矿物质，有利于调节人体内酸碱平衡。中医认为，红糖有活血散瘀、温中散寒等作用。但是红糖性温，经常上火、口干舌燥的人应当少吃。还有一类就是"功能糖"。

5 什么是"功能糖"

听名字好像很神秘，其实如果你注意看看食品配料表就会发现一大群功能糖潜伏在你身边。功能糖就是有着保健功能的甜味剂，包括低聚糖、膳食纤维、糖醇类等。这些糖有些带有大家喜欢的甜味，但多数不会被人体消化吸收，反而会为益生菌提供一顿大餐。这些年受到热捧的益生菌（双歧杆菌、乳酸杆菌）、低聚果糖、大豆低聚糖、果胶、菊粉、木糖醇、麦芽糖醇等都是功能糖的家族成员。这些功能糖不仅不会被牙齿表面的细菌利用，引起龋齿，还可以改善肠道问题，有益骨骼健康，并且功能糖热量低，不易使人发胖。它们还会在肠道中减少脂肪吸收，并且产生一些短链脂肪酸，有着改善血管健康、提高胰岛素敏感性等作用。因此对于有三高问题的人群也是非常有好处的。但每天的食用量不宜超过20克，它们可以促进肠道蠕动，过量食用能引起轻度腹泻。

看来没有一种是100%安全无害的添加糖，因此为了健康，应该尽可能地做到《中国居民膳食指南（2016）》中指出的控制添加糖的摄入量，即每天摄入不超过50克，最好控制在25克以下。对于儿童青少年来说，含糖饮料是添加糖的主要来源，建议不喝或少喝含糖饮料并少食用高糖食品。口味是可以培养的，现在看来25克可能很难控制，但是这应该是我们的目标。

十三 怎样饮酒才健康

我国是酒文化的发源地，是世界上酿酒最早的国家之一。古酒大体上分为色酒和蒸馏酒两种。在中国数千年的文明发展史中，酒与文化的发展基本上是同步进行的。现今在节假日、喜庆和交际场合人们往往饮酒，因此饮酒在社会交往中是不可或缺的。我国历来讲究"无酒不成席"，由此我们可以体会到饮酒在我们生活中的重要地位。

酒是以粮食为原料经发酵酿造而成的。酒的化学成分是乙醇，一般含有微量的有机酸、杂醇和酯类物质。中国酒品种繁多，风格独特，分类如下。

① 按酒精含量，可分为高度酒（51%～67%）、中度酒（38%～50%）、低度酒（38%以下）。

② 按酒的含糖量，可分为甜型酒（10%以上）、半甜型酒（5%～10%）、半干型酒（0.5%～5%）、干型酒（0.5%以下）。

③ 按酒的制造方法，可分为酿造酒、蒸馏酒、配制酒。

④ 按商品类型，可分为白酒、黄酒、啤酒、果酒、药酒、仿洋酒。

高度酒能量高，不含其他营养素。1克酒精可以产生7千卡的能量。无节制地饮酒，会使食欲下降，食物摄入减少，以致发生多种营养素缺乏、急慢性酒精中毒、酒精性脂肪肝，严重时还会造成酒精性肝硬化。过量饮酒与多种疾病相关，会增加患高血压、脑卒中、肝损伤、痛风、心脑血管疾病和某些癌症等的风险。长期过量饮酒还可以导致酒精依赖症、成瘾以及其他严重的健康问题。适量地饮酒可以有兴奋精神的作用，产生愉悦感，但过量地饮酒可能导致事故及暴力的增加，对个人健康和社会安定都是有害的。因此一般不推荐饮高度酒，且应严禁酗酒，若饮酒应少量饮用低度酒。《中国居民膳食指南（2016）》强调成年男性一天饮用的酒精量不超过25克，成年女性一天不超过15克，儿童青少年、孕妇、乳母等特殊人群不应饮酒。

小贴士

酒精饮料中的酒精含量称为"酒度"，有三种表示方法：①体积分数，以%（V/V）为酒度，即每100毫升酒中含有纯酒精体积（毫升）；②质量分数，以%（W/W）为酒度，即每100克酒中含有纯酒精质量（克）；③标准酒度，欧美常用此来表示蒸馏酒中酒精含量。

啤酒被称为"液体面包"，是人类最古老的酒精饮料之一，于20世纪初传入中国，属外来酒种。啤酒是以大麦芽、酒花、水为主要原料，经酵母发酵作用酿制而成的饱含二氧化碳的一种低浓度酒精饮料。啤酒乙醇含量最少，故喝啤酒不易醉人伤身。且啤酒花中含有单宁、苦味素、维生素B_1、维生素B_2、钙、铁、锌等，具有强心、健胃、利尿、镇痛等辅助疗效，少量饮用对身体健康有益处。从这点来看，和白酒相比，喝啤酒的好处在于可以同时获得一些营养素。但酒精对人体健康的威胁仍不能忽视。根据《中国居民膳食指南（2016）》推荐成年女性每天饮用啤酒量不能超过450毫升，男性每天饮用啤酒不能超过750毫升。另外，糖尿病、消化道疾病、肝肾功能障碍等的患者不宜饮酒。

还有一种近年来流行的健康酒——红酒。有一种说法："每天一杯红酒有一定的保健作用。"这是真的吗？红酒完全来自于纯天然的葡萄，是用葡萄发酵而成的，所以红酒中含有多种有机酸、矿物质和维生素及类维生素物质，还有少量的蛋白质。葡萄酒一般含酒精10%～16%，所含乙醇均来自果汁发酵。葡萄酒中含有单宁和色素，红葡萄酒内的单宁比白葡萄酒多，略有苦涩味。红葡萄酒含色素0.4～0.11克/升。长时间储存后，葡萄酒色泽变深，这主要是因为色素变成胶体、沉淀、氧化后变色。葡萄酒中含有白藜芦醇，随着葡萄酒生产工艺不同，其中白藜芦醇的含量也有较大的差异，一般是白葡萄酒＜桃红葡萄酒＜红葡萄酒，这主要与对果皮浸渍时间的长短有关。葡萄酒内还含有类黄酮的多酚类物质。多项研究证明，长期"适量饮用"葡萄酒确实有治疗贫血、软化血管、改善循环、降低胆固醇和甘油三酯的作用。早在李时珍的《本草纲目》上就有记载："葡萄酒暖腰肾驻颜色。"《饮膳食谱》上记载："葡萄酒运气行滞，使百脉流畅。"总之，葡萄酒的消化性能良好，营养价值较高，每日饮用100毫升，对人体健康有利。

饮酒量与心血管疾病危险性或总体死亡率之间的关系较为复杂。酒精对心血管有双向作用。然而，心血管疾病并非危害健康的唯一因素。许多研究证实，酒精会导致多种疾病的风险增加，如果酒精量超过推荐值，患病风险则会明显增加。由于每个人对酒精的耐受度的阈值不同，少量饮酒有益健康的观念是根据大多数人群的流行病调查得出的，也要因人而异，所以绝不提倡非饮酒者出于预防心脏病的考虑开始喝酒。尤其是罹患肿瘤的患者，世界卫生组织已明确指出："酒，越少越好。"

在我国的历史长河中酒文化是很重要的，因此我们不能完全避免饮酒，但是酒精的危害又如影随形，我们应该如何把酒精的危害降到最低呢？首先不要空腹喝酒。其次喝酒时保持好的心情，并且用新鲜的蔬菜、豆类和肉类作为辅菜。最后，要适量饮酒。成年男性每天最大酒精量不能超过25克，女性每天不得超过15克。

小贴士

（1）25克酒精相当于：啤酒750毫升，葡萄酒250毫升，高度白酒50毫升，38度酒精白酒75毫升。（2）15克酒精相当于：啤酒450毫升，葡萄酒150毫升，高度白酒30毫升，38度酒精白酒45毫升。

十四 怎样合理选用食用油

脂肪是人体能量的重要来源之一，并可提供必需脂肪酸，有利于脂溶性维生素的消化吸收，但是脂肪摄入过多是引起肥胖、高脂血症、动脉粥样硬化等多种慢性疾病的危险因素之一。目前，城市居民油脂的摄入量越来越高，这样对健康不利。吃清淡膳食有利于健康，即食物不要太油腻、太咸，不要食用过多的动物性食物和油炸、烟熏食物。

烹调油包括植物油和动物油。日常生活中常见的植物油有花生油、色拉油、大豆油、菜籽油、玉米胚芽油、橄榄油、山茶油、芝麻油等，动物油包括猪油、羊肉、牛油、黄油、奶油和鱼肉等。无论植物油还是动物油，其主要成分都是脂肪。脂肪是人体能量的重要来源，每克脂肪在体内氧化可提供9千卡能量。因为脂肪在胃里停留时间较长，所以可以增加饱腹感，使人不容易感到饥饿。脂肪也是脂溶性维生素的载体，可以促进脂溶性维生素的吸收。另外，有些脂肪本身就含有脂溶性维生素，比如鱼肝油含有丰富的维生素A和维生素D。脂肪是热的不良导体，在皮下可以阻止体热散失，起到隔热保温的作用，有助于御寒。器官周围的脂肪组织有缓冲机械冲击的作用，可以保护内部器官免受外力伤害。平时我们生活中用油炒菜，用香油橄榄油拌菜，用牛油烙饼都是因为脂肪可以使膳食增味添香，提高膳食感官性状。虽然它是人体必不可少的一种营养素，但是多吃油就是多摄入能量。如果摄入的能量多于日常消耗的能量就会以脂肪的形式储存在体内，日积月累，可引起肥胖，进而会增加高脂血症、高血压、糖尿病、动脉粥样硬化、冠心病、脑卒中等慢性病患病的可能，所以应尽可能地控制油的摄入量。

《中国居民膳食指南（2016）》明确指出烹调油是人体必需脂肪酸和维生素E的重要来源。目前我国居民烹调油摄入过多。过多脂肪和动物脂肪摄入会增加肥胖，反式脂肪酸增高心血管疾病的发生风险。应减少烹调油和动物脂肪用量，每天烹调油摄入量为25～30克。对于成年人脂肪提供能量占总能量的30%以下。

小贴士

不同年龄（轻体力劳动）人群烹调油推荐摄入量：

人群	幼儿		儿童少年			成人	
年龄/岁	2～	4～	7～	11～	14～	18～	65～
摄入量/（克/日）	15～20	20～25	20～25	<6		25～30	

注：2～3.9岁儿童的总脂肪占能量的35%，4岁以上20%～30%。来源于《中国居民膳食指南（2016）》。

1. 知道了每天应该吃多少油，面琳琅满目的食用油应该怎么选呢？

植物油的熔点比较低，常温下呈液态，含不饱和脂肪酸较多。动物油在常温下是固态的，含有饱和脂肪酸比例较高。其实无论植物油还是动物油，都是为我们提供能量的，且提供的能量值也没有显著差异，但是不饱和脂肪酸中的亚油酸、亚麻酸属于必需脂肪酸，具有降血脂、改善血循环、预防心脑血管疾病的作用，而且脂溶性维生素一般在植物油中含量较多。于是我国居民明智地选择了植物油作为日常烹饪的主要用油。

什么是必需脂肪酸？

必需脂肪酸是指机体生理需要，但人体自身不能合成，必须由食物供给的多不饱和脂肪酸。目前认为，人体内的必需脂肪酸主要为n-3系列中的α-亚麻酸和n-6系列的亚油酸两种。然而，如果植物油油温过高，超过180摄氏度，因为其含多不饱和脂肪酸较多，多不饱和键也会比较多，所以就不太稳定，在高温时更易氧化，就会产生醛类物质。醛类物质有潜在的毒性，相关疾病包括心脏病、癌症、痴呆（阿尔茨海默病）等。因此在《中国居民膳食指南（2016）》中就建议，少吃高温油炸食物，炒菜时尽量做到"热锅冷油"和"急火快炒"以减少有害物质的产生，并且建议选用蒸、煮、炖的少油烹饪方式。对烹调用油来讲一定是越稳定越安全，那我们是不是只能用动物油了呢？答案是否定的，因为也有饱和脂肪酸含量较高的植物油，如棕榈油和椰子油。它们相对不易氧化和氢化，具有良好的稳定性，适用于油炸、油煎等烹调方式。

2.找到了适合煎、炸食物的植物油，我们是不是就可以增加油炸食物的次数了？

当然不是的，因为饱和脂肪酸摄入量过高是导致胆固醇、甘油三酯及低密度脂蛋白胆固醇升高的主要原因，所以油炸食品还是要少吃。

3.什么样的烹调油最安全

在英国《每日邮报》的报道中，一位牛津大学神经生物学教授指出，n-6系多不饱和脂肪酸的植物油如果摄入过多可能打破人体内脂肪酸的平衡，n-3系多不饱和脂肪酸摄入过少不利于大脑健康，甚至产生心理问题。因此建议少用玉米油和葵花子油，而应适当增加亚麻子油和鱼油等富含n-3系多不饱和脂肪酸的烹调油。那么橄榄油呢？橄榄油、菜籽油和茶子油属于含单不饱和脂肪酸较多的烹调油，能够降低低密度脂蛋白胆固醇（LDL）浓度，还具有提高高密度脂蛋白胆固醇（HDL）比例的功效。可以降血糖、降血脂，还可以预防心脑血管疾病和动脉粥样硬化。虽然好处这么多，但是也不能只吃橄榄油、菜籽油和茶子油，因为其含亚油酸和α-亚麻酸的量较低。

4. 怎么用油才健康

根据《中国居民膳食指南（2016）》建议，不断更新品种，多种油交叉食用更能使我们摄取多种脂肪酸，从而达到平衡，促进健康，所以我们不仅要平衡膳食也要平衡油脂，即油要混着吃。因此日常烹调时要准备几种油，以应对不同的烹调方式。比如凉拌菜用芝麻油或橄榄油，油炸食物可以用棕榈油和椰子油，炒菜时可以用花生油或大豆油，煎肉的时候就不需要多放其他烹调油，直接用煎肉时产出的油脂来烹调。这样既均衡了油脂也控制了油的摄入量。

为了健康，应选择用油少的烹调方式，如蒸、煮、炖、焖、水余、水滑、熘、拌等，少吃高温油炸食物，炒菜时尽量做到"热锅冷油"和"急火快炒"。坚持定量用油，控制总量。每天烹调油摄入量为25 ~ 30克。

（十五） 吃坚果应注意什么

坚果是我国传统的膳食组成部分，也是人们休闲、接待嘉宾、馈赠亲友时的常见食品。2014年9月世界卫生组织（WHO）发布最新健康膳食建议，针对成年人的膳食指导第一条：对你有益的食材包括水果、蔬菜、豆类（例如扁豆、豆角）、坚果和全谷物（例如未加工处理的玉米、小米、燕麦、小麦、糙米）。虽然在我们的饮食结构中坚果占的比例并不大，但是它会让我们身体更强壮。

1. 坚果的分类

坚果可以分为树坚果类和种子类两类，树坚果类的有核桃、栗子、腰果、开心果、扁桃仁、杏仁、松子、榛子、白果等，种子类的坚果有花生、葵花子、南瓜子、西瓜子等。坚果从营养特点上又可以分为富含淀粉类和富含油脂类两类。其中栗子、莲子、白果和芡实等属于淀粉含量大于40%的淀粉类坚果，另外，核桃、胡桃、松子、榛子、花生、葵花子、南瓜子、杏仁、香榧子、开心果等属于脂肪含量大于40%的油脂类坚果。

2. 坚果的营养价值

坚果含有多种不饱和脂肪酸、矿物质、维生素E和B族维生素，适量摄入有益健康。每人每周吃50～70克（只计算果仁部分）有助于心脏的健康，可以降低心血管疾病的发病风险，还可以改善血脂。但是，坚果也属于高能量食物，因此吃坚果一定要控制好量，避免造成能量过剩。

坚果不仅富含脂肪和蛋白质，而且还含有丰富的磷、铁、钙、锌等微量元素，并且是维生素B_1、维生素B_2、叶酸、烟酸和维生素E的良好来源，油脂类坚果含大量维生素E。杏仁内含维生素B_2尤其多。还有些坚果含较多的维生素C，如栗子、杏仁等。富含油脂的坚果脂肪含量可达40%以上，碳水化合物则在15%以下，蛋白质含量多在12%～36%之间，是植物蛋白的补充来源。瓜子类含蛋白质高，西瓜子和南瓜子蛋白质含量在30%以上，坚果中栗子含蛋白质最低，约4%～5%。大部分坚果中脂肪酸以单不饱和脂肪酸为主，核桃和松子中多不饱和脂肪酸含量较高。核桃是α-亚麻酸的良好来源。比如两个核桃就可以满足n-3多不饱和脂肪酸的需要。葵花子、西瓜子和南瓜子中的亚油酸含量较高，花生中烟酸含量较高。富含淀粉的坚果是碳水化合物的良好来源，如栗子含碳水化合物77.2%，莲子为64.2%。坚果类还富含膳食纤维，中国杏仁是19.2%，榛子为9.6%。

根据中国食物成分表，部分坚果脂肪酸及其他营养成分的含量见表1-2、表1-3。

表1-2　几种坚果脂肪酸含量　　　　　　　　　　　　　　　　单位：克/100克可食部

坚果种类	饱和脂肪酸	单不饱和脂肪酸	多不饱和脂肪酸
胡桃	4.8	8.8	42.8
板栗	0.1	0.2	0.4
榛子	10	11.4	25.7
花生仁	8.3	16.3	16.3

表1-3　几种坚果部分营养成分含量（每100克可食部所含的营养元素）

营养成分	板栗	腰果	榛子	花生	胡桃
钾/毫克	442	503	686	390	385
钙/毫克	17	26	815	8	56
镁/毫克	50	153	502	110	131

营养成分	板栗	腰果	榛子	花生	胡桃
铁/毫克	1.1	4.8	5.1	3.4	2.7
锌/毫克	0.57	4.3	3.75	1.79	2.17
铜/毫克	0.4	1.43	2	0.68	1.17
硒/微克	1.13	34	2.4	4.5	4.62
维生素 E/毫克	4.56	3.17	25.2	2.93	43.21
维生素 B$_2$/毫克	0.17	0.13	0.22	0.04	0.14

3 食用方法

坚果的食用方法很简单也很广泛。坚果可以作为零食食用。在两餐之间补充坚果类食品，既可丰富食物种类，又可补充营养。坚果也可以作为烹饪的辅料，加入到正餐中，如松仁玉米、腰果虾仁等。坚果还可以和大豆、杂粮等一起做成五谷杂粮粥，如八宝粥中可以加入花生和核桃等，也可以和主食类食物一起搭配食用，比如果仁面包、核桃塔等。

需要注意的是，坚果最好选择原味的，因为加工过程通常会带入较多的盐、糖或油脂，选购加工坚果时应注意阅读食品标签和营养成分表，尽量少吃这类坚果。

坚果好吃又有营养，那么除了需要注意控制摄入量和要选择原味的坚果外还要注意什么呢？

坚果常以干品消费，所以一定要注意购买新鲜的坚果，还要注意放在低温干燥的地方保存，否则易发生霉变，霉变后可能会产生致癌力极强的黄曲霉毒素。

如何挑选新鲜安全的坚果

对不同的坚果有着不同的辨别方法，有密封包装的坚果辨认起来比较容易，首先要看外包装上的厂名、厂址、生产日期、保质期等标识是否完备，再者就是尽量选购知名品牌。如果选购散装坚果，要注意仔细辨别果仁表皮上是否有霉斑，带壳的坚果要仔细看看壳上面有没有虫蛀。如有怀疑，最好不要买。另外，可以掂分量，分量重的说明果肉饱满；像榛子类的坚果就可摇晃单颗榛子，声音大说明果肉实一些。还可观察色泽，如果过于光亮就要用手捏捏看，有时厂家为了坚果的卖相会使用石蜡，还有抓看一下如果有粘手或受潮的现象那就表示坚果不够新鲜，也不建议购买。最后品尝，如果有嚼劲，且不苦涩，有淡淡植物油脂清香味的坚果就是比较新鲜的好坚果了。

5. 特殊人群如何食用坚果

① 孕产妇。对于孕妇来说，坚果都是可以吃的，尤其是核桃，不仅对自己有利，对胎儿的智力发育也是有帮助的。产妇也是一样的，不过建议吃原味的坚果，也可以咨询医生让其帮你推荐一款更适合你的坚果。

② 婴幼儿和儿童。食用时，一般要有大人在身边，把坚果切碎，这样可以避免卡在喉咙里的事故发生。

③ 肥胖者。坚果具有延长饱腹感的作用，可以有效地压制饥饿感。在适量食用且不增加全天总热量的情况下是有利于控制体重的。

④ 有疾病的患者。建议在医生的指导下食用坚果类食物。

6. 不适合吃坚果的人群

① 对坚果过敏的人群。因为过敏的反应不同，有些过敏症状较轻的患者会出现喉咙水肿或皮肤瘙痒。但有些症状重的患者可能会有生命危险。所以过敏体质的人群在第一次食用任何一种坚果时都要注意摄入量不要超过3颗，确定不会过敏后再按照推荐量食用坚果。

② 有口腔溃疡和咽喉炎等的人群。坚果一般都是炒和烤，或者是油炸的，吃起来一般都比较干燥，这样会加重症状。如果实在想吃的话可以将坚果煮熟了吃。

③ 腹泻的人群。坚果含有大量的油脂和膳食纤维，起到"滑肠"的作用，会加重病情，所以应避免吃坚果。

坚果固然有营养，但是油脂含量较高，能量也较高，所以一定要适量。《中国居民膳食指南（2016）》推荐的坚果摄入量为每人每周50 ~ 70克。

十六 ▶ 素食者应该怎样补充营养

素食是一种饮食习惯和饮食文化，是以不食肉、家禽、海鲜等动物性食物为饮食方式，素食又分为全素、蛋素、奶素、蛋奶素等。完全戒食动物性食物及产品者为全素食；不戒食蛋、奶及其相关产品的为蛋奶素。如果是因信仰而采用素食者我们应给予尊重；而自由选择，一定要吃素食者我们建议饮食中增加奶类，尤其幼儿、儿童、孕妇不宜选择全素食。那长期素食应怎么补充营养呢？

① 要注意主食的食物选择，增加全谷类食品。谷类食物含有丰富的碳水化

合物等多种营养成分，是提供人体能量、B族维生素和矿物质、膳食纤维等的重要来源。为了弥补因缺乏动物性食物而带来的某些营养素不足，素食者应食物多样，适量增加谷类食物的摄入量和品种。由于全谷物保留了天然谷类的全部成分，因此提倡多吃。建议全素者（成人）每天摄入谷类250 ～ 400克，其中全谷类为120 ～ 200克；蛋奶素者（成人）为225 ～ 350克，全谷类应为100 ～ 150克，选购食物尽量少选精米、精白面粉；适量增加小米、嫩玉米、燕麦等全谷类食品。

② 合理利用大豆食品。大豆含有优质的蛋白质、不饱和脂肪酸、B族维生素、大豆异黄酮等物质。在缺乏动物性食物的素食里蛋白质的来源主要靠大豆食品提供，故要尽量利用各种植物性食物间的相互补充，获取足够的各种必需氨基酸和有益健康的物质。因此，素食者应增加大豆及其制品的摄入量，选用发酵豆制品。建议全素食者（成人）每天摄入大豆50 ～ 80克或等量的豆制品，其中包括5 ～ 10克发酵豆制品；蛋奶素者（成人）每天摄入大豆25 ～ 60克或等量的豆制品。每天一杯奶不仅能供给蛋白质，还可供给约300毫克的钙和大量的维生素等。

③ 坚果类富含蛋白质、不饱和脂肪酸、维生素和矿物质等，常吃坚果有助于心脏的健康。建议全素者（成人）每天摄入坚果20 ～ 30克；蛋奶素者（成人）每天摄入坚果15 ～ 25克。

④ 海藻、菌菇类：海藻含有20碳和22碳n-3多不饱和脂肪酸及多种矿物质；菌菇富含矿物质和真菌多糖类。因此素食者应常吃海藻或菌菇类食品，每天可进食5 ～ 10克（干）。

⑤ 蔬菜水果应充足，尽量广泛摄取各种食物。

⑥ 应食用各种植物油，以满足必需脂肪酸的需要，α-亚麻酸在亚麻子油和紫苏油中含量最为丰富，是素食者膳食n-3多不饱和脂肪酸的主要来源。因此，应多选择亚麻子油和紫苏油。

温馨提示：素食者膳食指导

（1）谷类为主，食物要多样，适量增加全谷物。

（2）增加大豆及其制品的摄入，每天50 ～ 80克；选用发酵豆制品。

（3）常吃坚果、海藻和菌菇。

（4）蔬菜、水果应充足。

（5）合理选用烹调油。

十七 怎样选择新鲜、卫生的食物

新鲜食物是指近期生产或加工、存放时间短的食物，如新收下来的粮食、蔬菜、水果，新近宰杀的畜、禽肉或刚烹制的饭菜等。从食物的生产到餐桌，任何一个环节都可能发生食物污染和不卫生的情况。如食物放置时间过长就会引起变质；食物中的油脂氧化发生酸败；新鲜蔬菜存放时间过长，或过于潮湿和温度过高都可产生亚硝酸盐等。

卫生的食物是指食物干净，无污染、无可见腐烂、包装无破损；食用时经彻底加热制熟等防范措施保障。吃卫生的食物可防止各种有害物质通过食物进入人体，危害健康。反之，不洁食物进入人体，将对健康带来危害，如各种细菌性食物中毒、霉变食物中毒、有毒动物食物中毒等。要选择新鲜、卫生安全的食物，应做到以下几点。

1. 认准市场和品牌

一般来说，大型商场和连锁超市为了长久发展比较重视自身的声誉，将食品质量和卫生要求放到重要位置，所售的食物在卫生方面具有较好的安全性，食源可追溯，品牌食品卫生质量有较好的保障。

2. 注意食品标签

在选购包装食品时，应注意看食品的生产日期、保质期、配料、质量的等级等，尽量选择生产日期较近、保质期内，并按储存条件存放的食品（如需冷藏的，而商家在常温下存放的最好不买）。配料表中标注的"氢化植物油、植物奶油、人造黄油、蔗糖、盐、起酥油"等，你可根据自身需要选食。

3. 选择新鲜卫生的食物

（1）蔬菜、水果

常见的新鲜蔬菜、水果都是水分含量较高，而且颜色鲜艳、外形饱满。褶皱、发蔫、变色的为不新鲜。

（2）畜禽肉类

新鲜肉的肌肉有光泽、颜色均匀、脂肪呈白色（牛羊肉或为淡黄色），外表微干或微湿润，不粘手，有弹性，具有正常气味。而不新鲜的肉肌肉无光泽，脂肪灰绿，外表极度干燥或粘手，肌肉无弹性，有异味；不新鲜的禽类眼球干缩、凹陷、角膜浑浊污秽，口腔上带有黏液，体表无光泽，皮肤表面湿润发黏，肉质松散，色泽暗红、淡绿或灰白。

（3）蛋类

鲜蛋外壳坚固、完整、清洁，常有一层粉状物，手摸发涩，手感发沉，灯光下蛋呈微红色，蛋黄略见阴影，轮廓清晰，如粘壳或者散黄则为不新鲜。蛋类新鲜与否，与保存条件最为密切。在室温下的一天，相当于一个鸡蛋在冰箱的一周内的时间，所以尽量选购冷藏鸡蛋，购蛋后立即冷藏保存。另外，鸡蛋最好每周一买，一次别购蛋太多，以防放置过久而变质。

（4）鱼类

鲜鱼的体表有光泽，鳞片完整、无脱落，眼球饱满突出，角膜透明清亮，鳃丝清晰呈鲜红色，黏液透明，肌肉有弹性。不新鲜的鱼，鱼体表颜色变黄或变红，眼球平坦或稍陷，角膜浑浊，鳃丝粘连，肌肉松弛，弹性差，腹部膨胀，更甚者有异臭气味。

（5）奶类

新鲜奶为乳白色或稍带微黄色，呈均匀的流体，无沉淀、凝块和机械杂质，无黏稠和浓厚现象，具特有的乳香味，无异味。不新鲜的奶从表面看为浅粉红色或显著的黄绿色，呈稠而不匀的溶液状，有致密凝块或絮状物，有明显的异味。加热呈豆腐样。

（6）豆腐

新鲜豆腐呈均匀的乳白色或淡黄色，稍有光泽，具有豆腐特有的浓香，块型完整，软硬适度，有一定弹性，质地细嫩，无杂质。不新鲜的豆腐呈深灰色、黄色或红褐色，表面发黏，有馊味，结构粗糙而松散，触之易碎，无弹性。夏季豆腐最易变质，最好现吃现买，烧熟煮透，当顿吃完。

（7）食用油

哈喇味或刺激味的油、苦味油为变质油，不能食用。食用油最好选用小包装油，能在较短时间内食完，避免油脂氧化；再则也方便更换其他种类的油。注意避光，低温储存。

十八 科学烹饪

所谓科学烹饪就是在食品加工过程中最大限度地保持食物营养，科学烹饪有益健康。

美味佳肴不仅要有好的食材，更要有科学的烹饪，这样才能最大限度享受美味，收获身体所需的营养。那生活中在烹饪时应注意哪些事项呢？

① 蔬菜中如菠菜、芹菜、冬笋等食物的草酸会与钙结合为钙盐，降低钙的吸收率。由于草酸溶于水，可先用水焯一下，去掉部分草酸，这样可以减少对钙吸收的影响。

② 避免高温炒菜。很多人炒菜时喜欢高温快炒，习惯于炝锅，油冒烟了才放菜，这种做法是不科学的。高温油不但会破坏食物中的营养成分，还会产生一些过氧化物和致癌物质，故提倡低温烹饪。可适当吃一些拌菜，这样既可减少营养素的损失，也可减少烹饪用油。

③ 烟熏和腌制肉制品应少吃。烟熏和腌制动物性食品虽然是我国传统保存食物的方法，但此方法多经盐渍、风干、发酵、熏制，使用较多的食盐，同时也存在一些食品安全和健康隐患，长期食用会对人体健康带来风险，应少吃这类肉制品。

④ 宜急火快炒。因为蔬菜中的部分维生素怕热、怕煮，煮的时间越长，营养素损失越多，就是做蔬菜汤也要水开锅后再放菜，这样可缩短蔬菜的水煮时间。

⑤ 鸡蛋以煮蛋、蒸蛋、炒蛋营养最佳，煎蛋尽量少吃。

⑥ 主食以蒸、炒方法较好，而捞等方式则会使食物中的营养跑到汤里，汤容易被丢弃，营养素也因此流失了。

⑦ 烤制食品。烤箱温度可控制在200摄氏度以下，若食材包上锡纸，局部温度能保持在100摄氏度左右，这样食物受热均匀，营养素保留较好，产生的有害物质也少，值得推荐。但明火烧烤肉串，温度高，易产生致癌物，不提倡。

⑧ 少煎炸。炸猪排、炸鸡排、煎鱼等烹饪方法往往能增加食物的美味，促进食欲。不过这种烹饪方法会带来更多的健康风险，应少用烧、煎、烤、炸等，多用蒸、煮、炖、煨、炒代替。高温油炸时，食物中的营养素会遭到破坏。食物中的蛋白质、脂肪在高温油炸或烧烤时，会产生一些具有致癌性的化合物；另外油炸还会增加食物的脂肪含量；如果要煎炸可用淀粉上浆挂糊，以减少高温对营养素的破坏。

⑨ 高压。与常压烹调相比，用高压锅烹调不仅简便快捷，因锅体密闭，有利于保存食材中的营养物质，脂肪氧化程度低。另外，家庭压力锅烹调温度为120摄氏度，不易产生致癌物质，因此非常健康。

⑩ 微波。富含水分的食物，如粥、面条、牛奶、蔬菜等，比较适合用微波炉加热。微波加热效率高，烹饪时间相应缩短，因此维生素C、类黄酮和叶绿素的损失较小，也不会在菜肴中增加过多的油脂，方便、实用、健康。

十九 为什么要尽量在家吃饭

随着生活节奏的加快，许多职场人士因忙于工作、应酬，回家吃饭次数慢慢减少。我们为什么提倡尽量在家吃饭呢？下面请看看在家吃饭的好处。

① 有益于孩子健康。在家烹饪有助于实现少油少盐的清淡口味饮食；同时还能有效控制饭菜的食用量，合理搭配各类食物。美国的一项调查发现：在家吃饭的 9 ~ 14岁的孩子，吃果蔬最频繁、最多，而油炸食品较少。且他们的饮食含有更多的关键营养成分，如钙、铁和纤维素，在家吃饭是改变孩子饮食习惯的好机会，可以让他们养成吃多种食物的均衡饮食习惯，此时父母健康的饮食习惯最易传承给他们，使他们终身受益。

② 增进情感沟通及发现饮食问题。餐桌是重要的社交场地和重要的社交方式之一，在家陪伴孩子和老人一起用餐，也是重要的情感沟通方式。餐桌上，我们可以倾听孩子的喜闻乐见，及时发现孩子的情绪和饮食问题，了解孩子对食物、味道的喜恶，以便及时调整饮食及改善不良情绪。陪伴老人进餐时，我们可以把外面的新鲜事、高兴事跟老人一起分享，同时还可了解老人胃口好坏及摄食量，这也是关注老人健康状况的重要指标。你在家吃饭会给老人、孩子带来很多快乐和意想不到的收获，同时让孩子记住家的味道。

③ 避免吃得过多。在外面餐馆就餐，一般盐多、油多、味精多，菜的个数多，吃饭时间长，这些都容易造成超量摄食。平均而言，饭店饭菜的热量比家庭自制饭菜高60%；研究发现，提供的食物越多，人吃的越多；吃的时间越长，吃的也越多。日积月累地在外超食就餐，将导致腰围的不断变粗。故为了自己健康，提倡尽量在家吃饭。

④ 更经济实惠，更省钱。我们用下馆子的钱自己采购原料，在家自制菜品，虽然辛苦、费时，但为了家人的健康、快乐，还能节省很多餐饮费用，当个巧媳妇，真是其乐融融。真可谓在家吃饭，全家受益。

温馨提示：勤俭节约、在家吃饭、敬老爱幼是中华民族的优良传统；同时在家吃饭也是减少浪费、科学饮食、享受亲情和保障营养的良好措施。

二十 怎样科学饮水

水是生命的源泉，人对水的需要仅次于氧气。人如果不摄入某一种维生素和无机盐，也许还能继续活几周或带病活上若干年，但如果没有水却只能存活几天。由此可见，水是一切生命的源泉，也是健康的基本保障。那怎样才能做到科学饮水呢？

1. 饮水量

水的需要量主要受年龄、环境温度、身体活动等因素的影响。一般来说，健康成人每天需要水的总量为2500毫升左右，其来源主要有饮用水、食物中含的水和体内代谢的水。在常温气候条件下生活的轻身体活动水平的成年人每日最少饮水1500 ~ 1700毫升（约7 ~ 8杯水）。在高温或身体活动水平增强的条件下，应适当增加。饮水不足或过多都会对人体健康造成危害。

2. 饮水方式

分配在一天中任何时刻，饮用方式应是少量多次，要主动饮水，而不是感到口渴时再喝水，不鼓励一次大量饮水，尤其在进餐前，否则会冲淡胃液，影响食物的消化吸收。饮水时间可早、晚各饮一杯（200毫升），其他在日常时间里均匀分布；成人饮用茶水可部分替代白开水。

在高温环境下，如劳动或运动，大量出汗致使机体大量丢失水分和电解质，此时可根据个人的体力和运动强度及出汗量补充水分，每日水需要量可从2升到16升不等，故对于特殊环境下需要特殊处理，要注意额外补充水分，同时考虑补充淡盐水。

3. 水的选择

喝什么水好也是经常困扰民众的问题，市场上包装饮用水门类繁多，眼花缭乱，什么富氧水、矿物质水、活化水、能量水等多种概念水，价格不菲，和普通矿泉水价差近10倍者也不稀奇。为遏制概念炒作，国家出台了新规，所有包装饮用水只有饮用天然矿泉水、饮用纯净水和其他类饮用水。现介绍一下矿泉水、纯净水和白开水。

（1）白开水

白开水是自来水或者天然水源水经过煮沸后的饮用水，纯净、无细菌，原水中的矿物质基本不受损失，制取简单、经济实惠、用之方便，是满足人体健康最经济实用的首选饮用水。

（2）矿泉水

矿泉水是指来自地下深层流经某些岩石的水。其中的微量元素能参与体内激素、核酸的代谢，具有人体所需要的营养成分。但天然矿泉水无机盐的含量不同，普通消费者可选用低矿化度水，运动者和重体力劳动者可选用高矿化度水。

（3）纯净水

纯净水是指经纯化处理后的水。正常人适当饮用有助于人体的微循环。但纯净水在处理过程中不仅去掉了水中的细菌、病毒、污染物等杂质，也除去了对人体有益的无机盐，如钙、铁、镁等物质，故不宜长期饮用。

（4）茶水

茶叶含有多种对人体有益的物质，例如茶多酚、咖啡碱、茶多糖等。有研究表明，长期饮茶有助于预防心脑血管疾病，可降低某些肿瘤的发生风险。但长期大量饮浓茶不提倡，茶叶中的鞣酸会阻碍铁营养素的吸收，特别是缺铁性贫血的人，应该注意补充富含铁的食物。浓茶有助于提神，一般睡前不宜饮茶。

（5）饮料

日常补水用不做推荐。

温馨提示：白开水和饮茶都是不错的选择。

二十二 了解反式脂肪酸

1. 脂肪酸的种类

脂肪酸主要是由氢和碳原子组成的长链分子，根据其结构（碳原子与氢原子的结合程度）可以分成三大类：①饱和脂肪酸；②单不饱和脂肪酸；③多不饱和脂肪酸。根据氢原子的缺失位置，多不饱和脂肪酸又分成n-3系和n-6系两类。

2.不饱和脂肪酸结构

不饱和脂肪酸根据碳链上氢原子的位置，又可以分为两种：一是顺式脂肪酸；二是反式脂肪酸。

食物中的饱和脂肪酸主要来自动物产品和某些植物油（包括椰子油、棕榈油和可可油），不饱和脂肪酸主要来自植物油和海产品，其中橄榄油、菜籽油、花生油等富含单不饱和脂肪酸，大豆油、芝麻油、玉米油、葵花子油等富含多不饱和脂肪酸。

反式脂肪酸比较稳定，便于保存。反式脂肪酸的性质类似于饱和脂肪酸。反式脂肪酸——这种人工化合物最典型的代表就是人造奶油或人造黄油。

3.反式脂肪酸对健康的影响

如果脂肪酸的结构发生改变，其性质也跟着起了变化。含多不饱和脂肪酸的红花油、玉米油、棉子油可以降低人体血液中胆固醇的水平，但是当它们被氢化为反式脂肪酸后，作用恰恰相反。反式脂肪酸能升高LDL（低密度脂蛋白胆固醇，其水平升高可增加患冠心病的危险），降低HDL（高密度脂蛋白胆固醇，其水平升高可降低患冠心病的危险），因而增加患冠心病的危险性。

研究人员发现，在降低胆固醇方面，反式脂肪酸没顺式脂肪酸有效，含有丰富反式脂肪酸的脂肪表现出能促进动脉粥样硬化的作用。具体表现在反式脂肪酸在提高低密度脂蛋白胆固醇（被称为坏胆固醇）水平的程度与饱和脂肪酸相似；此外，反式脂肪酸会降低高密度脂蛋白胆固醇（HDL，有益的胆固醇）水平，这说明反式脂肪酸比饱和脂肪酸更有害。美国护士健康调查结果也表明，人造黄油摄入量越多，患心脏病的危险就越大。

反式脂肪酸还能通过胎盘转运给胎儿，母乳喂养的婴幼儿都会因母亲摄入人造黄油而摄入反式脂肪酸，影响婴幼儿健康。

4.反式脂肪酸在食品中的存在状况

反式脂肪酸目前被食品加工业者广泛添加于食品中。因为食品中添加反式脂肪酸后，会增加食品的口感，让食物变得更松脆美味。这就是为什么人们普遍觉得，自己家里油炸的薯条不如商场或食品店里卖的炸薯条好吃的原因。不仅仅是油炸薯条，很多食物都含有这种有害物质。反式脂肪酸在自然食品中含量很少，人们平时食用的含有反式脂肪酸的食品，基本上来自含有人造奶油的食品，如西式蛋糕、巧克力派、咖啡伴侣、热巧克力等。只不过反式脂肪酸的名称不一，一般都在商品包装上标注为人工黄油（奶油）、人造植物黄油（奶油）、人造脂肪、氢化油、起酥油或植物末等不同名称。

市面上销售的黄油、奶油等制品，基本不会出现标示"人造"的字眼。但有些黄油产品会在配料表中注明"由天然植物油精制而成，其主要配料为植物油脂等"。如果出现"精制"、"精炼"等字眼，那么在加工的过程中就有可能出现反式脂肪酸。像蛋黄饼干的配料为精炼植物油、氢化棕榈油、氢化大豆油等；咖啡伴侣，其主要配料包括食用氢化植物油。配料中出现"氢化"字眼的产品，均含有反式脂肪酸。

反式脂肪酸已经被证实对人体健康有害，为了自己的健康，建议尽量少吃含反式脂肪酸的食品。

二十二 ▶ 生活中有哪些饮食误区

饮食是人类获取营养的重要手段。因此，在饮食上应掌握科学获取营养的方法，而在目前，却存在不少获取营养的饮食误区。

误区一：水果一定比蔬菜的营养好。事实上，大多数水果的营养价值不如日常蔬菜。

误区二：瘦肉不含大量脂肪。一般来说，猪瘦肉中的脂肪含量是各种肉中最高的，而兔肉最低，仅为0.5% ~ 2%。鸡肉（不带皮）的脂肪含量也比较低。牛肉的脂肪含量一般在10%以下，但如果是肥牛，即使是里脊部位也布满细细的脂肪点，脂肪含量甚至超过猪肉。

误区三：多吃植物油利于长寿。人群调查和实验证明，动物脂肪摄入量高的人，心血管疾病发病率较高，植物油摄入量高的人，心血管疾病发病率确实低一些，但奇怪的是，两类人的寿命并没有大的差别。经调查，原因是植物油摄入量高的人癌症发病率比较高。如果多吃植物油，最好能补充摄入维生素E等抗氧化物质。

误区四：鸡、鸭、鱼肉中才有优质蛋白质。动物性食品中的蛋白质确实质量高，但是廉价的豆类和含油种子如花生、葵花子等也含有丰富的蛋白质。

误区五：饮用水越纯净越好。事实上，人体所需要的很多元素，一部分就是从饮用水中获得。含有某些微量元素或化合物的矿泉水甚至能够对某些疾病有疗效。蒸馏水几乎不含溶质，能够把人体中的一些物质溶解出来，对于一些金属元素中毒的人有好处，但正常人常喝可能造成某些无机盐缺乏。

误区六：没有咸味的食品就不含盐。盐是氯化钠，然而除此之外，钠还有各种化合物形式。因为血液中含有大量的钠离子，所以动物性食品毫无例外都含较多的钠。此外，加工食品中也含有大量的钠。因此，即使吃没有咸味的食品，照样可以获得不少钠。

误区七：含有多种氨基酸的食品都是高级营养品。氨基酸本身并没有什么神秘之处，它是蛋白质的组成单元。食品中含有蛋白质，也自然含有氨基酸。廉价的玉米和土豆照样含有多种氨基酸。健康人既然具有消化蛋白质的能力，就完全可以从普通食物中获得氨基酸，也就没有必要喝什么昂贵的氨基酸营养液。

误区八：纯天然的食品一定对人体无害。食品化学分析发现，许多纯天然食品中都含有有害物质。例如，生豆角中有溶血物质，发芽土豆中有毒素，某些鱼类含有胺等可能导致中毒的物质等，如果对这些食品处理不当就会发生危险。

误区九：加了添加剂的食品一定有害。比起烟和酒来，食品添加剂对健康成年人造成的危害微乎其微。只要遵守国家有关限量规定，现在允许使用的添加剂都是相当安全的，而且总的来说利大于弊。

误区十：洋快餐营养丰富。营养学家认为，洋快餐高热能、高脂肪，缺乏绿色蔬菜，膳食纤维不足，营养不平衡。其他品质的快餐也存在相似的问题，故不宜经常食用。

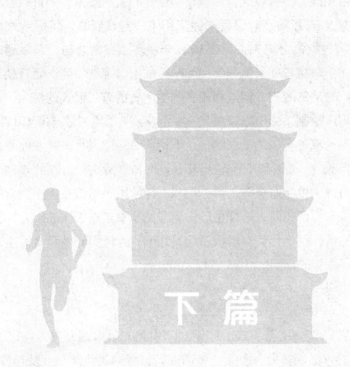

下 篇

慢性病与饮食营养

一 控制糖尿病的饮食营养招数

糖尿病是一种常见病，危害巨大，不仅影响患者的生活质量，而且给患者带来沉重的心理负担，糖尿病并发症对患者的健康和生命构成威胁，可导致残废和早亡。我们知道糖尿病与饮食密切相关，在1921年发现胰岛素之前，只能通过饥饿疗法来控制糖尿病，多数患者死于营养不良和酮症酸中毒等并发症。随着胰岛素的应用和对糖尿病治疗方法的改进，糖尿病患者的生活质量有了很大的提高，虽不能治愈，但通过治疗可以控制。由于糖尿病是终身性疾病，饮食疗法与运动疗法是糖尿病治疗的基础，不论哪种类型的糖尿病，也不论病情轻重或有无并发症，是否用胰岛素或口服降糖药治疗，都应该严格进行和长期坚持饮食控制，在此基础上合理地采用药物疗法，有效地控制血糖等一系列指标，使糖尿病患者在控制饮食的同时充分享受"吃"的乐趣，像正常人一样生活，而且能从事正常工作。因此，糖尿病患者要学会做自己的营养医生，只有掌握了相关知识，才能更好地配合医生进行治疗，才能成为驾驭糖尿病的高手。

1. 认识糖尿病

糖尿病是由于胰岛素分泌及（或）作用缺陷引起的以血糖升高为特征的代谢病。血糖明显升高时可出现多尿、多饮、体重减轻，有时还可伴多食及视物模糊。可危及生命的糖尿病急性并发症为酮症酸中毒及非酮症性高渗昏迷。长期血糖控制不佳的糖尿病患者，可伴发眼、心、血管、肾、神经损害或器官功能不全或衰竭，导致残废或者早亡。在这些慢性并发症中，视网膜病变可导致视力丧失；肾病变可导致肾衰竭；周围神经病变可导致下肢溃疡、坏疽、截肢和关节病变的危险；自主神经病变可引起胃肠道、泌尿生殖系及心血管等症状与性功能障碍；常合并有高血压、脂代谢异常等心脑血管疾病。如不进行积极防治，将降低糖尿病患者的生活质量，缩短寿命，增高病死率。糖尿病病因至今还不十分清楚，只是找到了一些与糖尿病发病相关的因素。一般认为，糖尿病是在遗传因素和环境因素（包括摄入能量过剩、体力活动量不足、肥胖、心理压力过大等）的共同作用下，由于胰岛素分泌缺乏和（或）胰岛素抵抗而引起碳水化合物、脂肪、蛋白质、水和电解质的代谢异常的一种慢性、终身性疾病。

2. 糖尿病相关概念

（1）血糖

血糖为血液中所含的葡萄糖，来自食物中的糖（或碳水化合物），也有一部分是由脂肪、蛋白质在体内转变而来。正常人血糖浓度相对稳定在70 ~ 110mg/dL（3.9 ~ 6.1mmol/L）。我们日常食物的营养成分包括糖、蛋白质、脂肪、矿物质、无机盐和维生素等。以糖为例，米饭、糕点、面食、糖果、饮料等都含有糖，这些物质进入胃肠道之后，经过消化分解为葡萄糖，吸收入血即为血糖。葡萄糖随血液循环送往全身各处供机体利用，它是人体能量的主要来源。过多的葡萄糖会在胰岛素的作用下变成糖原储存在肝脏和肌肉中备用，用不了的部分就转化成脂肪储存起来，多余脂肪的日积月累就会使人体逐渐发胖。

（2）胰岛素

胰岛素来源于胰腺，由胰岛内的β细胞产生，并释放入血液。胰岛素是一种分子量较小的蛋白质。胰岛素的作用是使细胞利用葡萄糖而降低血糖。健康人在正常情况下，血糖能维持在相对恒定的范围内，其中胰岛素起着重要的作用。在肌肉里，胰岛素好像钥匙，能打开细胞的门，让葡萄糖进入到细胞当中，发挥给细胞做能源的用途。因为胰岛素让血糖进入细胞，所以血糖会降低，细胞也因此获得足够的能量供代谢消耗。在脂肪组织中，它可以抑制脂肪的分解，可以促进能源以脂肪的形式储存。在肝脏中，胰岛素主要是促进糖原的合成，结果使血糖浓度降低。没有胰岛素，葡萄糖就不能进入到细胞内被利用，血糖就会升高。

糖尿病患者，血液中的胰岛素含量或活性低于正常水平。饱餐之后，血液中血糖水平很高，胰岛素不能充分承担降糖作用，过量的糖滞留在血液中，不能被肌肉、大脑等组织利用。身体细胞利用葡萄糖受阻，血糖就会升高。

（3）胰岛素抵抗

正常状态下，胰岛素能激活肌肉、肝脏、脂肪组织中的胰岛素信号通路，从而实现降低血糖的功能。2型糖尿病患者自身也能产生足量胰岛素，但机体细胞无法对它做出反应，因此导致糖代谢障碍，即胰岛素抵抗。在经济条件允许随心所欲挑选食物的时候，尤其是所吃的食物越来越精细，高糖高热量食物越来越多，超重和肥胖者也越来越多。而肥胖本身，尤其是腹部肥胖会造成胰岛素抵抗，因此，胖人较易得糖尿病。胰岛素抵抗还可能会随着年龄、缺少体育活动和不良生活方式而加剧。

3.糖尿病的症状

（1）典型症状

"三多一少"，即多尿、多饮、多食及体重减轻，且伴有疲乏无力。

① 多尿。每天排尿量可达2升，甚者高达10升。严重的糖尿病患者一天由尿中排出葡萄糖500克以上。排尿次数也增多，1～2小时就可能小便一次。血糖越高，排出的尿糖越多，尿量也越多。

② 多饮。由于多尿，水分丢失过多，出现烦渴多饮。排尿越多，饮水也越多，形成正比关系。

③ 多食。葡萄糖是人体内能量的主要来源。由于大量排糖，人体处于半饥饿状态，缺乏能量，需要补充，引起食欲增加，产生饥饿感，导致患者食量增加，总有吃不饱的感觉。

④ 消瘦。因绝对或相对缺乏胰岛素，不能充分利用葡萄糖，身体就需要用蛋白质和脂肪来补充能量，使体内蛋白质及脂肪消耗增多，加上因多尿失去大量的水分和尿糖，患者体重减轻，消瘦乏力。1型糖尿病患者多为青少年，一般体形消瘦，久病者影响发育而身材矮小。2型糖尿病发病前一般为肥胖型，发病后虽仍较胖，但与病前相比体重已有所减轻。

此外，高血糖致眼晶状体渗透压改变影响屈光度而出现视物模糊。

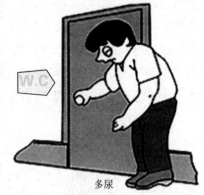

多尿

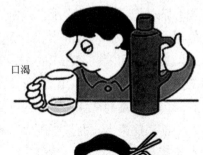

口渴

易饿

（2）不典型症状

许多患者并无典型或明显的"三多一少"症状。在发病的早期可无任何症状，有的患者空腹血糖正常，但饭后有高血糖及尿糖；有的患者仅有轻度的症状，并错误地认为体重下降是工作太忙，多食被认为是食欲好，多饮多尿是自己的习惯而不认为是疾病；这些患者往往在一段时间或若干年后，因为视力减退、牙周炎、皮肤感染、足部溃疡或心血管病等到医院进行检查时，才被发现有高血糖，进而确诊为糖尿病。这时候，并发症损害往往已经存在。所以要定期体检，早期发现糖尿病，及时饮食控制控制高血糖，包括适当减少碳水化合物的摄取、低脂饮食等，阻止或延缓并发症的发生，减轻负担。

4.糖尿病的早期发现

有下列情况的人应定期去医院体检，及早发现糖尿病。

① 食欲正常但体重减轻，或原来肥胖而近来体重减轻并伴有乏力，找不出原因。

② 妇女分娩巨大儿（体重4000克），有过妊娠并发症（如多次流产、妊娠中毒症、羊水过多、胎死宫内、死产等）。

③ 年龄超过45岁，或40岁以上有糖尿病家族史者。

④ 肢体溃疡，久治不愈。

⑤ 体重超重者（BMI超过24），特别是腹部肥胖者。

⑥ 有高血压（≥140/90mmHg）、高脂血症 [高密度脂蛋白胆固醇＜35mg/dL（0.90mmol/L）或血甘油三酯＞250mg/dL（2.82mmol/L）者]。

⑦ 有反应性低血糖者。

⑧ 突然视物模糊。

⑨ 无原因的周身皮肤瘙痒及反复感染。

⑩ 阴部瘙痒，女患者反复的尿路感染。

⑪ 下肢麻木疼痛，感觉异常而找不到原因。

⑫ 男性性功能障碍。

5.如何判断患有糖尿病

根据世界卫生组织（WHO）1999年修订的国际诊断标准，符合下述条件即可确诊。

① 具有典型症状：空腹血糖126mg/dL（7.0mmol/L）或餐后血糖≥200mg/dL（11.1mmol/L）。

② 没有典型症状：仅空腹血糖126mg/dL（7.0mmol/L）或餐后血糖≥200mg/dL（11.1mmol/L），应再重复一次，仍达以上值者，可以确诊为糖尿病。

③ 没有典型症状：仅空腹血糖126mg/dL（7.0mmol/L）或餐后血糖≥200mg/dL（11.1mmol/L），糖耐量实验2小时血糖200mg/dL（11.1mmol/L）者可以确诊为糖尿病。

6.糖尿病的分型

按照世界卫生组织及国际糖尿病联盟（IDF）专家组的建议，糖尿病可分为1型、2型、其他特殊类型及妊娠糖尿病4种。

① 1型糖尿病：主要是由于B细胞破坏使胰岛素分泌绝对缺乏而引起的糖尿病。过去称为胰岛素依赖型糖尿病，多发于儿童、青少年。

② 2型糖尿病：主要是胰岛素分泌相对不足，身体对胰岛素敏感性降低（即胰岛素抵抗）所致。

③ 其他特殊类型糖尿病：已经知道明确原因（如基因异常、疾病、药物等）的糖尿病。

④ 妊娠期糖尿病：妊娠妇女发生的糖尿病。

7.糖尿病发病的危险因素

（1）肥胖症

肥胖症是指体内的脂肪总含量及（或）局部脂肪含量过多。体力活动减少及进食量增多都会致肥胖症，过剩的能量以脂肪的形式积存于体内，这是一个缓慢积累的过程。每天多储备仅1%的能量，就能在1年内积累10000千卡的热量，会使体脂肪增加1千克以上。如果脂肪主要在腹部积蓄过多，被称为中心性肥胖，是2型糖尿病患者中最常见的危险因素。

肥胖症患者常发生胰岛素抵抗（对胰岛素不敏感）现象和空腹胰岛素水平较高，因此影响到对葡萄糖的转运、利用和蛋白质合成。中心型脂肪分布比全身型脂肪分布的人患糖尿病的危险性更大；肥胖持续的时间越长，发生2型糖尿病的危险性越大。儿童青少年时期开始肥胖，18岁后体重持续增加和腹部脂肪堆积者患2型糖尿病的危险性更大。

腰围超标、血清甘油三酯和低密度脂蛋白胆固醇升高、高密度脂蛋白胆固醇降低、血压升高和空腹血糖异常高等被称为"代谢综合征"，有很强的致动脉粥样硬化作用。代谢综合征与胰岛素抵抗密切相关，肥胖、腰围超标和缺少体力活动是造成胰岛素抵抗的重要因素。

（2）判断肥胖程度的方法

① 体重指数（BMI）：是以体重（千克，kg）除以身高（米，m）的平方，即BMI=体重/身高/身高（kg/m²）。正常体重指数18.5 ~ 23.9kg/m²，大于等于

24kg/m² 为超重，大于等于 28kg/m² 为肥胖。

② 腰围：是指腰部周径的长度。男性腰围大于 90 厘米及女性腰围大于 80 厘米为腹部或中心性肥胖（腰部体脂增多）。

8. 糖尿病的防治

（1）糖尿病控制的目标

糖尿病控制的目标是提高糖尿病患者的生活质量和保持良好的心理状态，同时血糖、血脂等生化指标控制在良好水平。

餐后高血糖是 1 型和 2 型糖尿病常见的症状，而 2 型糖尿病在出现糖尿病临床症状前，代谢紊乱首先表现为餐后血糖升高。循证医学认为与空腹高血糖相比，餐后高血糖对糖尿病患者的心血管疾病的影响更大，所以控制餐后高血糖是控制糖尿病并发症的重要环节之一。因此国际糖尿病联盟在 2007 年首次提出全球性糖尿病血糖的控制目标：

① HbA1c < 6.5%；

② 餐前（空腹）5.5mmol/L（< 100mg/dL）；

③ 餐后 2 小时 7.8mmol/L（< 140mg/dL）。

注：上述指标不适用于儿童和妊娠妇女。

（2）糖尿病的及早预防

空腹血糖达到 5.6mmol/L（100mg/dL）但 < 6.9mmol/L（125mg/dL）称空腹血糖受损，餐后 2 小时达到 7.8mmol/L（140mg/dL）但 < 11mmol/L（199mg/dL）称为糖耐量受损，两者均被认为是糖尿病前期，即血糖水平高于正常值，但达不到糖尿病，是任何类型糖尿病均可能经过的由正常人发展至糖尿病者的移行阶段。此期的血糖水平及所伴其他代谢异常已使器官组织发生损害，尤其是动脉粥样硬化性心血管病变。在这种情况下应采取以前未采取的行动，如改变生活方式和饮食控制，包括戒烟限酒、心理平衡，饮食控制包括减少碳水化合物的摄取、食用含膳食纤维高的主食及食品、低脂饮食等来降低发生糖尿病的危险。超重或肥胖的 2 型糖尿病患者规律的体力活动（每天不少于 30 分钟的中等强度的体力活动），以实现减重 5% ~ 10%，即通过高强度的生活方式干预，以期每日消耗 500 ~ 750 千卡热量。对于已实现短期减重目标的糖尿病者应咨询专业营养师，制订一个长期（≥ 1 年）的综合体重维持方案，包括每周至少监测一次体重、摄入低能量饮食或营养代餐、

高强度体力活动（每周200 ~ 300分钟）等，防止体重反弹。

（3）防治糖尿病的"五驾马车"

① 糖尿病宣传教育：目的是使糖尿病患者了解糖尿病的有关知识，学会自我治疗所需的技能，并能以乐观积极的心态接受治疗。

② 糖尿病饮食治疗：是糖尿病治疗的一项最重要的基本措施，无论病情轻重，无论使用何种药物治疗，均应长期坚持饮食控制。

③ 运动疗法：也是糖尿病的一项基本治疗措施，要求糖尿病患者坚持适当的体育锻炼，有利于病情控制。

④ 药物治疗：是指在饮食和运动治疗基础上选用合适的降糖药物，使血糖维持在基本正常水平，应根据患者的具体情况进行全面、个体化处理。

⑤ 糖尿病自我监测：糖尿病是一种慢性病，应长期进行监测，及时了解病情，早期发现和防治并发症。

以上5个方面的综合治疗，被形象地称为是糖尿病治疗的五驾马车。

9. 糖尿病的饮食治疗

糖尿病的治疗应是综合治疗，包括糖尿病教育、饮食控制、运动疗法、自我管理、血糖监测和药物治疗。任何类型的糖尿病及糖尿病前期患者均需由熟悉糖尿病治疗的营养（医）师指导下依据治疗目标接受个体化医学营养治疗。对大多数的2型糖尿病患者，往往同时伴有代谢综合征的其他表现，如高血压、血脂异常以及血尿酸异常等，所以糖尿病的治疗还包括降糖、降压、调脂和改变不良生活习惯如戒烟等措施的综合治疗。

（1）饮食治疗原则

长期的高血糖是导致糖尿病一系列并发症的基础。因此饮食治疗就是要保持合理体重，做到均衡营养，还要控制好血糖。调整饮食，增加体力活动量，控制体重是2型糖尿病治疗最重要的环节。得了糖尿病后，首先就被告知要进行饮食控制。有些人错误地认为"饮食控制"就是"不能多吃粮食、不能吃水果"，认为人生中的最大乐趣被无情剥夺了。一些人宁可挨饿，也不敢多吃一口，结果血糖控制仍不满意，还造成营养不良，造成免疫力降低，感染性疾病的发生率增加，生活质量也因此大打折扣。还有些人，觉得血糖高没什么，该怎么吃还怎么吃，结果导致疾病迅速发展，很快出现严重的并发症，悔之晚矣。

其实，糖尿病饮食治疗并不是不能吃不能喝，而是要科学地饮食。科学饮食就是既要充分享受饮食的乐趣，同时又将糖尿病控制好。由于每个糖尿病患者的体重、体力活动、病情、并发症以及用药情况不同，所以，不可能有适合于所有患者的统一的饮食食谱，但饮食原则是共同的，即控制总能量，低糖、低脂、适量蛋白质、限盐、富含膳食纤维素的饮食。一般来说，糖尿病饮食制定要做到"1个平衡，3个兼顾"，即平衡饮食，兼顾控制血糖、血脂、血压、体重，兼顾并发症的防治，兼顾个人的生活习惯和饮食爱好。饮食方面做好两件事是关键：一是要养成良好的饮食习惯，二是对照理想体重及活动强度，计算并确定每日应摄入的总能量，即每天应该吃多少量。

（2）培养良好的饮食习惯

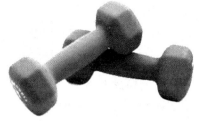

① 少吃多动，控制体重。每餐八分饱，晚餐饮食要清淡易于消化。少荤多素，不暴饮暴食。不宜饥一顿饱一顿，不经常在外就餐。多吃就要多运动，运动不多就不要多吃，要维持体重在适宜的范围内。观察自己的体重及腰围，如果一段时间内体重及腰围继续增加，说明还是吃得太多，饭量还可以适当减少。

提示：超重和肥胖者应限制能量的摄入量，在进行饮食治疗的时候，不必苛求太快的减重速度，体重减轻以每周0.5千克为宜。一般来说，在饮食疗法开始后的1～2月，可减重3～4千克，此后可与运动疗法并用，保持每月减重1～2千克，这样可获得比较理想的治疗效果。通过单纯节食减体重，减少的体成分以瘦体组织为主，而通过运动减少的体成分主要是体脂肪，提倡每天中等强度的体力活动至少30～60分钟或每天快步行走6000～10000步。减少久坐时间，每小时起来动一动，培养每天运动的习惯。如果1个月后体重没有变化，则需要调整饮食和运动计划。监测体重变化，每星期称体重1次（用同一量度器、穿着相似的衣服，并固定时间如早餐前）。

② 合理膳食，均衡营养。每天进食适量谷类、肉类、蔬菜、豆类、水果及奶类食品，少吃脂肪、油、盐、糖类及零食。对于糖尿病患者来说，并不是越少越好，而是要做到营养全面和均衡。所谓"平衡"，就是要求每日应摄入粮谷类、蔬菜水果类、肉蛋类、乳豆类和油脂类5大类食物，平均每天都应保证摄入12种以上食物，每周25种以上。糖尿病患者比正常人更需要营养全面。应做到主食粗细搭配、副食荤素搭配，天天如此，顿顿如此；不挑食，不偏食。任何一种单一的食物都不能满足人体每日所需的40余种营养素，而且许多食物中的营养素成分对人体

的益处还尚未明了。因此，摄入种类齐全、数量充足、搭配合理的多种天然食物，才能达到维护健康、抵御疾病的目的。

提示：糖尿病患者不要错误地认为不吃或少吃主食就可以更好地控制血糖，每天的主食量至少要有150～250克。主食的碳水化合物含量为75%左右，200克主食含碳水化合物150克左右。

③ 定时定量。食不过量，一日三餐要定时定量，进餐速度一定要慢，吃饭宜细嚼慢咽，避免无意中过量进食。如果餐后血糖高，则要少量多餐，即将全天的主食合理地分配到各餐次，每餐的主食不超过100克，这样就可避免在进餐后血糖出现大幅度的升高，同时增加餐次也可减少低血糖的发生。尤其是晚间睡前1小时加餐，可有效预防夜间低血糖的发生。夜间低血糖会刺激体内产生升高血糖的激素，易发生清晨及早餐后显著高血糖，使血糖更不易控制。定时定量定餐，养成规律的进食习惯，可减轻胰腺负担，也有利于稳定病情。

提示：不能大吃大喝，也不能不吃不喝，一日至少保证三餐，按早、中、晚各1/3或早1/5、中、晚各2/5的主食量分配，并结合自己的习惯和血糖情况在两正餐之间加餐。简便方法是由正餐中匀出25克主食作为加餐。也可以选用低糖蔬菜，如黄瓜或西红柿，每日1个作加餐。晚上睡前的加餐，除主食外，尚可配牛奶或酸牛奶半杯或豆腐干2块等富含蛋白质食物，以延缓葡萄糖的吸收，防止夜间出现低血糖。

④ 粗细粮搭配。粗粮主要包括谷物类（玉米、小米、红米、黑米、紫米、高粱、大麦、燕麦、荞麦等）、杂豆类（黄豆、绿豆、红豆、黑豆、蚕豆、豌豆等），以及块茎类（红薯、山药、马铃薯等）。同样的烹饪方法，粗粮的确比精米面升糖慢。谷类、薯类、杂豆类的食物品种平均每天3种以上，每周5种以上。

主食多选粗杂粮代替精细粮，有利于控制餐后血糖，可增加饱腹感。主食最好粗细粮搭配，全天主食总量的一半为粗粮和杂豆类，可选择荞麦、燕麦、大麦、玉米、玉米面、小米、黑米等粗、杂粮及其制品，赤豆、绿豆、豌豆、芸豆、蚕豆等杂豆类。

提示：土豆、红薯、芋艿、南瓜、山药类食物富含淀粉，也应计入每天的总能量摄入量内，叶类蔬菜富含纤维素则可以多吃。多数淀粉类食物，如土豆、面包、米饭、香蕉等精加工食品对餐后血糖影响大，而全麦面包、粗粮、豆类、蔬菜等能使碳水化合物在胃肠以易消化的形式缓慢释放，那么吸收得就慢，随时间的增加，组织变得胰岛素敏感，血糖的升高并不以剧烈波动的形式表现出来，有益于控制餐后血糖。

增加膳食纤维的招数：
- 选择全谷、全麦食物做早点。
- 用1/3或1/2粗粮替代精细米面，但吃粗粮也不能超出总量。
- 每日膳食中可添加杂豆类食物，如红豆、绿豆、芸豆等。
- 每日必须多吃青菜，特别是青菜的叶和茎。

提示：膳食纤维并非"多多益善"，过量摄入可能造成腹胀、消化不良，也可能影响钙、铁、锌等元素的吸收。还可能降低蛋白质的消化吸收率。特别是对于老年糖尿病患者、胃肠道功能减弱的患者、肠炎和肠道手术的患者、容易出现低血糖的患者等，更应注意。

⑤ 清淡少油，低脂低胆固醇。由于脂肪产热多，1克产生9千卡，而等量的糖类及蛋白质产热只有4千卡。所以多吃脂肪易使人胖，并且升高血脂，易产生心血管病。糖尿病患者应限制脂肪的摄入量。不过脂肪又是人体必要的营养素，不是越少越好。植物油种类不同，其脂肪酸构成和营养特点也不同，最好交替使用不同种类的植物油，不管你吃什么油，每天烹调用油控制在25～30克，即白瓷汤勺一平勺为10克，一天不超过3勺。改变烹调方式是减少烹调用油的最好方法。烹调食物时尽可能用很少量的烹调油的方法，如蒸、煮、炖、拌、余、焖、水滑熘、急火快炒等。用煎的方法代替炸也可减少烹调油的用量。

在膳食脂肪中，饱和脂肪酸含量高的食物可使血胆固醇增高。这类食物包括高脂肪的乳制品（如干酪、全脂牛奶、奶油、黄油和奶油冰激凌）、肥肉、肥的家禽和皮、猪油、棕榈油、椰子油等。加工的零食和油炸香脆食品，如饼干、蛋糕、糕点、加工肉制品及脆的薯条、土豆片和其他可口的零食都可能富含饱和脂肪，也应限制食用。

高反式脂肪酸含量的食物可以使血胆固醇增加。这些食物含有高度氢化的植物油，如很硬的人造黄油和使面点酥松的油脂。含有高反式脂肪酸的食物包括市场出售的油炸食品和烘烤制食品，如蛋糕或糕点等。这类食物要尽量少吃。

不饱和脂肪酸（或油脂类）不增加血胆固醇。含有不饱和脂肪酸的食物主要是植物油和大部分坚果，以及脂肪多的鱼类如鲑鱼。不饱和脂肪酸又分为单不饱和脂肪酸和多不饱和脂肪酸两种。单不饱和脂肪酸可以降低血脂，有利于降低心血管疾病的发病风险；多不饱和脂肪酸不增加血胆固醇，可提供人体能量和必需脂肪酸，并且帮助脂溶性维生素A、维生素D、维生素E、维生素K和类胡萝卜素的吸收。橄榄油、茶子油和花生油类含有高单不饱和脂肪酸；而植物油中如大豆油、玉米油、棉子油和大部分坚果是多不饱和脂肪酸的良好来源。一些海鱼如鲑鱼、金枪鱼和鲭鱼等含有丰富的n-3脂肪酸。n-3脂肪酸具有降低血脂和预防血栓形成的作用，故能预防心脏病。脂肪过多地摄入，不论何种脂肪酸都会使能量摄入增加，最终使体重增加。因此要多选择全谷类食物、蔬菜和水果类作为能量摄入的大部分。

糖尿病患者，特别要防止摄入过多的饱和脂肪和反式脂肪酸，尽量不用动物油，少用或不用咸肉、香肠、腊肠和其他肉制熟食品，不宜吃多油食品或油炸食品。限制高糖、高胆固醇食物的摄入，如肥肉、动物内脏、罐头、甜点、冰激凌、巧克力、酥皮点心、油腻糕点及甜饮品、可乐等碳酸饮料。

减少脂肪摄入的招数：
- 不吃动物油，少用植物油。
- 不用油炸、油煎法制作食物。
- 多用煮、炖、汆、蒸、拌、卤等少油的烹饪方法制作食物。
- 做汤或砂锅炖菜时，不需再过油，可直接将肉放在锅中。
- 用各种调味品代替油脂，既获得美味，又赢得健康。
- 选择瘦肉，吃鸡肉、鸭肉时去除外皮。吃烤肉时将油脂滴完再吃。
- 尽量用低脂、脱脂奶制品。
- 少吃奶油类食物，尽量不食用黄油或奶酪。

⑥ 适量蛋白质。糖尿病患者蛋白质的摄入量为每日每千克体重1克。这意味着体重60千克的糖尿病患者每日需要60克蛋白质。相当于每日进食适量主食（男性250～300克，女性200～250克）、1～2袋鲜牛奶（250～500毫升）、等量的酸奶或豆浆，1个鸡蛋，150克瘦肉，100～150克豆类制品。摄入过多的蛋白质可能增加肾脏的负担，长期高蛋白质饮食容易加重糖尿病肾病。鸡、鱼、肉（猪、牛、羊）是人类蛋白质的主要来源。最好是交替进食各种瘦肉（包括鱼、海产品，去皮的鸡肉、鸭肉，瘦的猪、牛、羊肉等），每日肉类总量以100～150克为宜，同时，可用豆类替代部分肉类。每周进食3次鱼类。

提示：需要注意含蛋白质食物的质量，没有纯蛋白质的食物，肉类（猪、牛、羊）中还含有 10% ~ 15% 的脂肪，就是最瘦的肉也含有脂肪。选择肉类食物要选择最瘦的部分；奶制品要选择去脂的或低脂的牛奶或其他奶制品。鱼类及虾、蟹等水产品是营养价值较高的优质食品，易于消化吸收，是小孩和老年人的最佳补品之一。鱼类的蛋白质含量为 15% ~ 20%，其中必需氨基酸与畜类近似，蛋白质消化率可达 87% ~ 98%；脂肪含量在 1% ~ 3%，多数是不饱和脂肪酸，常呈液态，很容易被吸收，脂肪的消化率可达 98% 左右。蛋类的营养价值较高，蛋黄中维生素和矿物质含量丰富，且种类较为齐全，所含卵磷脂具有降低血胆固醇的作用。但蛋黄中的胆固醇含量较高，不宜过多食用，正常成人每天可吃 1 个鸡蛋。牛奶含有蛋白质、糖类和脂肪等多种营养成分，特别是含钙很丰富，经常饮用能够预防骨质疏松症。由于牛奶中的脂肪是饱和脂肪酸，每 100 毫升中含 3 克脂肪，过多地摄入饱和脂肪酸与心血管疾病有密切关系，因此，糖尿病患者最好选用低脂牛奶及奶制品。每天用量以 250 ~ 500 毫升为宜。黄豆蛋白也是优质蛋白质，豆浆中蛋白质含量与牛奶相当，且易于消化吸收，其饱和脂肪酸和碳水化合物含量低于牛奶，也不含胆固醇，适合老年人及心血管疾病患者饮用。但豆浆中钙的含量远远低于牛奶，锌、硒、维生素 A、维生素 B_2 含量也比牛奶低，它们在营养上各有特点，二者最好每天都饮用。

选择优质蛋白质的招数：

· 每周吃 2 ~ 3 次鱼。

· 去皮的鸡肉是优质蛋白的良好来源。

· 适量选择低脂肪肉类（鱼、鸡、猪瘦肉和牛羊瘦肉）。每日 100 ~ 150 克（2 ~ 3 两）。

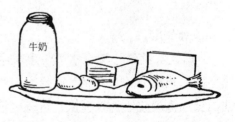

· 每日食用 1 个鸡蛋。

· 每日摄入适量的豆制品。

· 每日饮鲜牛奶或酸牛奶 1 ~ 2 袋（杯）。

· 吃少量坚果类食物，它们也是蛋白质的良好来源。

⑦ 多吃新鲜蔬菜。蔬菜是维生素、矿物质、膳食纤维和植物化学物质的重要来源，可减缓餐后血糖吸收的速度，每天不少于 500 克。新鲜蔬菜特别是深色蔬菜和水果可提供丰富的维生素、矿物质和膳食纤维，蔬菜可适当多吃，西红柿、黄

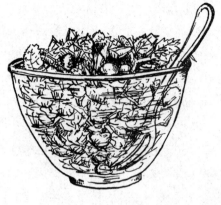

瓜可用作充饥食品；多吃些海藻类、魔芋、香菇、木耳、大蒜等食物有降胆固醇的作用。

深色蔬菜中含有的黄酮类化合物具有控制餐后血糖升高的作用。因为这类化合物能够抑制肠道糖苷酶的活性，减慢多糖、双糖水解为葡萄糖，从而延缓血糖的上升。菌藻类食物包括蘑菇、香菇、酵母、银耳、木耳、海带、紫菜、发菜、海藻等，是对人体有益的活菌体或藻体，味道鲜美，营养丰富，含有丰富的能量、蛋白质和碳水化合物，并含有钙、铁、碘等和丰富的B族维生素。冬瓜、黄瓜、南瓜、丝瓜等可以补充水溶性维生素C和B族维生素，能确保机体保持正常新陈代谢的需要。瓜类蔬菜都具有高钾低钠的特点，有降低血压、保护血管的作用。

正餐时控制餐后血糖的招数：

进餐顺序按先吃蔬菜，后喝汤，然后再吃鱼、肉、鸡蛋和主食。

控制体重初期，减轻饥饿感的招数：

· 多选低能量、高容积的食品，如黄瓜、大白菜、豆芽、菠菜、冬瓜、南瓜以及海藻类、蘑菇类，豆腐等。

· 多选用粗杂粮代替细粮，如红豆粥，荞麦面、玉米面制成的馒头、面条等。

· 每次进餐前先吃一碗蔬菜，以增加饱腹感，然后再进正餐。

⑧ 水果限量

· 确定自己是否能吃水果。水果中含有很多微量营养素，如镁、铬、锰等对提高体内胰岛素活性有利。但是水果也含有碳水化合物，如果糖和葡萄糖，这些糖类被人体消化、吸收较快，升高血糖的作用比复合碳水化合物如粮食要快，所以糖尿病患者需要根据自己的血糖情况，确定自己适合不适合吃水果。血糖控制不好的人群（餐后血糖在11.1mmol/L以上；糖化血红蛋白大于6.5%；血糖不稳定，忽高忽低、上下波动时），不建议食用水果，但可以用西红柿、黄瓜等来代替水果。西红柿和黄瓜含糖量低，每百克中糖含量在5克以下（西红柿含糖量2.2%，黄瓜含糖量1.6%），可以从中获取维生素C、胡萝卜素、纤维素、矿物质等，对健康很有益处。

·吃多少量。当血糖控制较好时，可限量吃水果，水果每天不超过200克，宜在两餐中间吃。如果进食后立即食用水果会使一餐集中摄入大量碳水化合物，升高餐后血糖。

·吃什么水果。不同的水果含糖量不同。在选择水果时，原则上优先选择含糖量较低或甜度不高的食物，含糖量高的水果（指含糖量在14%以上的水果）最好不吃。糖尿病患者一天可以食用水果（150 ~ 200克）（3 ~ 4两），但是落实到食用哪种水果时以及食用多少重量，可以参考食品交换表，例如可食用葡萄200克（4两），而食用草莓时，则可以食用约300克（6两）。水果、干果、硬果含糖量的大致分类见表2-1。也可参考食物的血糖指数表进行选择。糖尿病患者不应饮用含糖饮料，如果汁、加糖咖啡、汽水、可乐等。食用水果前后要自我监测血糖或尿糖，根据血糖或尿糖变化调整。

表2-1 水果、干果、硬果含糖量

类别	名称	含糖量/%
水果	西瓜、白兰瓜、草莓、枇杷	4 ~ 7
	鸭梨、柠檬、鲜椰子肉、李子、樱桃、哈密瓜、葡萄、桃子、菠萝	8 ~ 9
	香果、苹果、杏子、无花果、橙、柚子、鲜荔枝	9 ~ 13
	柿子、鲜桂圆、香蕉、沙果、杨梅、石榴、甘蔗汁	14 ~ 19
	鲜枣、红果、海棠	20 ~ 25
干果	荔枝干、杏干、柿干、桂圆干、枣干、蜜枣、葡萄干	50 ~ 80
	葵花子、核桃	10 ~ 15
坚果	西瓜子、花生仁	16 ~ 25
	栗子	40 ~ 45

新鲜水果中含有丰富的维生素和矿物质，这些都是维持生命所不可缺少的物质，对维持正常生理功能，调节体液渗透压和酸碱度起重要作用，同时又是机体许多酶及生物活性的组成部分。有人认为水果中含有的镁元素可改善胰岛素抵抗的2型糖尿病患者对胰岛素的反应性，铬和锰对提高体内胰岛素活性有很好的帮助作用。在控制碳水化合物摄入总量的前提下，选择碳水化合物含量较低的水果作为加餐，有助于减轻胰腺的负担。水果还含有大量的膳食纤维，它们是必不可少的营养素。患糖尿病后由于对糖的利用发生障碍，所以应该选择吃一些含糖量比较低、维生素和膳食纤维比较高的水果，它们既能提供必需的维生素、膳食纤维，又不致使血糖快速升高。尽量选择新鲜的瓜果，越早食用越好。举个例子，苹果富含维生素C，但放在家里一星期，它的维生素C含量就会衰减50%。还有，如果水果上有农药，放久后会造成农药浓缩吸收，所以要尽可能地在新鲜

的时候食用。

⑨ 清淡少盐。世界卫生组织推荐健康人每日食盐量不宜超过6克，糖尿病非高血压患者不超过5克，高血压患者不超过3克，糖尿病高血压患者不超过2克。过多食盐可导致高血压、水肿，降低高血压药物的疗效，还能增强食欲，使体重增加；并且会加速和加重糖尿病大血管并发症的发展。因此，对糖尿病患者来说，应从现在开始做到少吃盐，尽量食用新鲜食物。除此之外，所有高钠食物都要减少，如咸菜、咸鱼、咸蛋等腌渍食物及酱油、酱、香肠、罐头食品等。

提示：每天食盐摄入采取总量控制，用量具量出，每餐按量放入菜肴。日常生活中可以通过"限盐勺"来帮助我们控制摄盐量，没有"限盐勺"也不要紧，我们可以参考一啤酒瓶盖（平）的盐量大概是5克的办法控盐，还可以采用在原来用盐量的基础上减少1/3 ～ 1/2的办法。5毫升酱油相当于1克盐。如果菜肴需要用酱油，应按比例减少其中的食盐用量。可在菜肴烹调好后再放入盐或酱油，以达到调味的目的。也可以先炒好菜，再醮盐或酱油食用。还可在烹制菜肴时放少许醋，提高菜肴的鲜香味，帮助自己适应少盐食物。烹制菜肴时如果加糖会掩盖咸味，所以不能仅凭品尝来判断食盐是否过量，应该使用量具更为准确。习惯过咸味食物者，可在烹调菜肴时放少许醋，以帮助减少食盐的用量。

⑩ 多喝水。水对于糖尿病患者是至关重要的。糖尿病患者不要怕多排尿而限制饮水，特别是老年患者，缺水会加重病情，甚至会引发高渗性昏迷。每天饮水1500 ～ 1700毫升（7 ～ 8杯），饮水应少量多次，每次200毫升左右（1杯），不要等到口渴时再喝水。当然，有肾衰竭或心功能不全的患者，要限制饮水。最好晨起一杯水＋睡前一杯水：晨起饮水的目的是补充前一夜丢失的水分，并稀释血液，降低血糖和血黏稠度。睡前饮用一杯200毫升左右的温水，不仅可以补充夜间对水分的需要，而且可以降低血液黏稠度，维持血流通畅，防止血栓形成。运动后也应及时补充足量的水。宜选用淡绿茶水、白开水和矿泉水。常饮茶，饮茶可扩张血管，减轻血液的黏滞性，有助于控制血脂和血压。

提示：在进食后可适量饮用绿茶水100 ～ 250毫升，绿茶水中的茶多酚等物质可有效抑制餐后血糖的上升。

⑪ 限饮酒。饮酒对糖尿病患者弊多利少。原则上以不饮为宜，因为酒精除能量外，不含其他营养素，长期饮酒易引起高甘油三酯症，还可引起酒精性肝硬化、胰腺炎及多脏器损害。对于糖尿病患者来说，饮酒的危害性还在于打乱和干扰饮食

控制计划。因此，每个糖尿病患者在饮酒时都必须保持克制，保持日常的血糖监测，在助兴场合时以"客来茶当酒"为佳。当糖尿病患者合并有心血管疾病、脂肪肝、痛风、胰腺炎、高甘油三酯血症、神经系统疾病、高血压时应当绝对禁止饮酒。如果某些场合无法推托，必须注意以下几点。

· 酒精也是含有能量值的，其能量仅次于脂肪。如果您正在严格控制体重，应把其能量计算在内。大约1罐啤酒或100克红酒或25克二锅头，都相当于25克主食的能量，所以饮酒时应相应减少主食量。不要喝烈性酒，如高度的白酒或洋酒。

· 切勿空腹饮酒，特别是应用胰岛素或磺脲类药物的患者。一定要先吃食物，然后再饮酒，因为空腹饮酒有可能会导致注射胰岛素的患者出现低血糖反应。饮酒前吃一些碳水化合物食物，如馒头、面包等。

· 喝葡萄酒或者其他酒时，不能因为喝酒而增加副食量，比如平时吃100克肉，喝酒后食欲增加，吃了250克肉，这样是不可取的。一天中只喝一顿酒，不能每顿饭都喝。

提示：啤酒的乙醇含量在3%～6%，能量为每100毫升30千卡，一次饮用量在250mL左右。黄酒的乙醇含量约为15%，能量约为每100毫升80千卡，一次饮用量宜在100毫升以内。葡萄酒的乙醇含量在10%～15%，能量为每100毫升60～90千卡，一次饮用量宜在100毫升以内。

（3）决定每天应该吃多少

要想弄明白每天应该吃多少，也就是进食量，要弄懂两方面的问题：全天的总摄入量和主副食如何搭配。

步骤一：按体重和体力活动量来确定需要量

① 计算理想体重：理想体重＝身高（厘米）-105

② 判断自己的体型：计算体重指数（BMI）；BMI＝体重（千克）/身高（米）^{2}

③ 理想体重和体型确定之后，计算一天所需要的总能量：

一天所需要得的总能量＝理想体重（千克）× 每千克理想体重所需要的能量（参见表2-2）

表2-2 成人每日能量供给量   单位：千卡/千克理想体重

体型	卧床	轻体力活动	中体力活动	重体力活动
消瘦	20～25	35	40	40～45
正常	15～20	30	35	40
超重或肥胖	15	20～25	30	35

注：1.轻体力活动包括：所有坐着的工作、洗衣、做饭、驾驶汽车、缓慢行走等。

2.中体力活动包括：搬运轻东西、持续长距离行走、环卫工作、庭院耕作、油漆工、管道工、电焊工、采油工等。

3.重体力活动包括：重工业劳动、室外建筑、搬运、铸造、收割、挖掘、钻井等。

举例：

王××，男性，36岁，体重80千克，身高165厘米，中等体力活动强度。他每天需要的总能量是多少？

·首先计算他的理想体重=165-105=60千克

·确定他的体型是肥胖型还是消瘦型：计算BMI=80/1.652=29.4。因此是肥胖体型。

·查表2-2，按肥胖、中体力活动量，则每日能量供给量为30千卡/千克理想体重。

·每日需要的总能量=60千克×30千卡/千克理想体重=1800千卡。

步骤二：根据总能量的限定决定每日的主副食量

为方便起见，规定了不同总能量下，平均每日各种食物的种类和数量，见表2-3。

表2-3 不同能量情况下每日主副食的分配

能量/千卡	谷物/克	蔬菜/克	水果/克	豆类/克	奶类/毫升	肉类/克	油脂/克
1530	200	500	200	25	250	100	25
1620	225	500	200	25	250	100	25
1710	250	500	200	25	250	100	25
1800	250	500	200	25	250	125	25
1935	275	500	200	25	250	150	30
2025	300	500	200	25	250	150	30
2115	300	500	200	25	250	150	40
2205	325	500	200	25	250	150	40
2295	350	500	200	25	250	150	40
2430	375	500	200	25	250	175	40
2520	400	500	200	25	250	175	40
2610	400	500	200	25	250	175	40
2700	425	500	200	25	250	200	50

注：以上质量均为可食部质量。

步骤三：根据1800千卡的主副食定量进行餐次分配

主食分配方案为：早餐50克、午餐100克、晚餐100克。

副食可为：早餐牛奶250毫升，鸡蛋1个，瘦肉类（如鱼、鸡、猪瘦肉、瘦牛羊肉）100克、豆制品25克、蔬菜500克、水果200克，植物油2.5汤匙（见表2-4）。

表2-4　全天能量1800千卡的主副食品种及参考分配

食物名称	每日数量	餐次分配			
		早	午	晚	加餐
主食	250克	50克	100克	100克	
牛奶或酸奶	250毫升	250毫升			
鱼、鸡、瘦肉类	100克		50克	50克	
鸡蛋	1个（中等大小）	1个			
豆类	25克		25克		
新鲜蔬菜	500克	100克	200克	200克	
新鲜水果	200克				200克
烹调油	25毫升	5毫升	10毫升	10毫升	
食盐	5克	1克	2克	2克	

注：每日提供能量1800千卡。加餐时间：上午9点半、下午3点和睡前的21点。

步骤四：利用食品交换份法，设计既符合饮食治疗要求又花样翻新的食谱

① 食品交换。把经常食用的食品，按其所含的主要营养素，分成7类，分别列于7个表中，分别称为食物交换表1（谷物、薯类）、表2（蔬菜类）、表3（水果类）、表4（豆制品）、表5（乳类）、表6（鱼、肉、蛋类）、表7（油脂、硬果类）。这7个表格称为食品交换表（见附录一）。

同一表中的食物所含的营养素种类大致相同，不同表中的食物种类，所含营养素的不同。食品交换表中含90千卡能量的食品质量称为1个单位。食品交换表中每一种食品1单位的质量都已经注明（见表2-5）。

② 食品交换的一些原则

·同一表中的食品1单位所含的营养素大致相同，所以可以按相同单位数相互交换。例如，1单位（25克）大米可交换1单位的咸面包35克；50克（1两）大米可以和50克（1两）面粉互换；50克（1两）瘦肉也可以和100克（2两）豆腐互换。

表2-5　一个交换单位的食物质量及营养素含量

食品交换表	1单位质量	能量/千卡	蛋白质/克	脂肪/克	碳水化合物/克
表1（谷物、薯类）	25克	90	2	—	20
表2（蔬菜类）	500克	90	4	—	18
表3（水果类）	200克	90	1	—	21
表4（豆类）	25克	90	9	4	4
表5（奶类）	160毫升	90	5	5	6
表6（肉、禽、蛋、鱼类）	50克	90	9	6	—
表7（油脂、硬果类）	（1汤勺）	90	—	10	—
	16克	90	4	7	2

· 不同类食品当营养素结构相似时，也可以互换。例如，25克（半两）燕麦片可以和200克（4两）橘子互换，它们所含热量、碳水化合物基本相近。

· 不同表中的食品，由于所含的营养素的种类和数量差别较大，不能相互交换。例如，表1（谷物、薯类）中的1单位大米不能同表6（肉、禽、蛋、鱼类）中的1单位（50克）猪肉进行交换。

这样糖尿病患者就可以按照自己的口味设计食谱，还可以利用食品交换份变换出不同花样。只要熟悉应用食品交换份，糖尿病患者的饮食安排就比较自由了。在不增加总能量、总脂肪量的前提下，糖尿病患者可以选择多种食品，包括过去不敢选择的水果、土豆、粉丝、胡萝卜、红薯和山药等。

食物选择的招数之一：利用食物血糖生成指数

在生活中您可能会发现，吃不同的食物对血糖的影响不一样。这是因为食物中碳水化合物的类型不同，人体的消化吸收快慢也不同，这就是食物血糖生成指数的概念。

提示：血糖生成指数（glycemic index，GI），指的是人体食用一定量的食物后会引起多大的血糖反应。它表示含50克碳水化合物的食物和50克葡萄糖在食入后一定时间内（一般为2小时）体内血糖应答水平的百分比值，是食物的一种生理学参数。用公式表示如下：

$$GI = \frac{服含50克碳水化合物试验食物后2小时内血糖曲线下的面积}{服50克葡萄糖后2小时内血糖曲线的面积} \times 100\%$$

餐后血糖应答值一般用血糖应答曲线下的面积来表示。

食物的血糖生成指数受多方面因素的影响，如受食物中碳水化合物的类型、结构、食物的化学成分和含量以及食物的物理状况和加工制作过程的影响等。血糖生成指数在55以下的食物为低GI食物（见附录二表1），血糖生成指数在55～70之间的食物为中等GI食物（见附录二表2），血糖生成指数在70以上的食物为高GI食物（见附录二表3）。

低GI食物（GI小于55），在胃肠中停留时间长，吸收率低，葡萄糖释放缓慢，葡萄糖进入血液后的峰值低，下降速度慢，不会使人过早产生饥饿感，使能量持续而缓慢地释放，并改善肠道运动，促进粪便和肠道毒素排出，对控制肥胖、降低血脂、减少便秘都有令人满意的作用。还可以防止饮食过度和由于时间仓促所造成的进食量不足。在控制总能量的前提下，糖尿病患者和肥胖患者在选择食物时应尽可能选用低GI的食物。长跑运动员需要持续释放能量，适合选择GI值低的食物。

高GI的食物（GI大于70），进入胃肠后消化快、吸收率高，葡萄糖释放快，葡萄糖进入血液后峰值高，不适用于糖尿病患者和任何糖耐量异常的个体，而且也不适用于任何希望享受健康的人。但短距离赛跑的运动员需要较强的爆发力，上学的孩子经常做剧烈运动和用脑，因此都需要身体快速释放能量，以供给肌肉及脑组织之需。对这些人群必须给予能量释放快的食物，即GI值高的食物。通过长期合理地选择食物，控制GI值，可以减少慢性病的发生。食物交换份的缺点是不能区别交换表中等值食物餐后引起的血糖应答差异，以及食物加工烹调方法和食物成熟度对机体血糖的影响。

食物选择的招数之二：利用食物的血糖负荷

影响食物血糖反应的不仅是糖的"质"，还与食物所含糖的"量"密切相关。某种食物的血糖指数只能告诉我们这种食物中碳水化合物转变成葡萄糖的速度和能力，而不能够准确地回答我们在摄入一定数量的某种食物后，所引起血糖应答的真实情况。这就是血糖负荷（GL）的概念。在总糖类相同的情况下，膳食GI和GL越低，越有利于血糖控制和减轻胰岛素的负荷，根据食物的血糖负荷来选择食物，可以帮助糖尿病患者选择能够引起较低血糖应答的食物，同时还能有效地控制所摄入食物的数量，做到吃得明白吃得放心，同时又能很好地控制血糖。

血糖负荷（glycemic load，GL），指的是食物中碳水化合物数量与其GI乘积，即：GL=GI×食物中碳水化合物克数/100。血糖指数（GI）仅是一个反映糖的质，并不反映其量。血糖负荷（GL）是在GI的基础上，将摄入糖类的质量和数量结合起来，以估价膳食总的血糖效应。

例如：一种烤土豆GI=85，100克土豆中含碳水化合物17.2克，食用200g这种食物碳水化合物，其血糖负荷为29.2（计算过程为：85×17.2×2/100=29.24），因此这种土豆为高血糖负荷的食物。

高于20或更多为高血糖负荷食物，11～19为中等血糖负荷，10或更少为低血糖负荷。也是表示食物对血糖的影响。例如胡萝卜因血糖指数（GI=71）值较高而被一些人拒绝食用，但事实上100克胡萝卜中的碳水化合物含量为8.8克，食用100克胡萝卜的血糖负荷为6.2，因此，普通量食用对血糖和胰岛素抵抗几乎没有什么影响。例如，每100克樱桃的GL是2.2，每100克提子的GL是46.7，显然，相同数量下樱桃比提子所引起的血糖应答要小很多。例如西瓜和苏打饼干的GI都是72，但100克食物所含碳水化合物却大不相同，梳打饼干每100克所含碳水化合物约76克，其GL为54.7，而100克西瓜所含碳水化合物只有7克，其GL为5，两者的GL相差10倍之多，可见西瓜GI虽然较高，若少食对血糖影响并不显著。使用基于血糖负荷的食物交换份表（见附录二表4），有助于针对性地选择与搭配食物。

（4）食谱举例

① 全天能量为1800千卡

 食谱一

早餐：牛奶1杯（250毫升）

　　　煮鸡蛋1个（50克）

　　　馒头（面粉50克）

　　　拌黄瓜（黄瓜150克）

午餐：米饭（大米100克）

　　　青椒茭白炒鸡丝（青椒50克，茭白50克，鸡丝50克）

　　　香菇菜心（鲜香菇50克，油菜150克）

　　　蒸南瓜100克

　　　紫菜西红柿豆腐汤

加餐：苹果200克

晚餐：薏米大米粥（薏米25克，大米25克）

　　　玉米面窝头（玉米面50克）

　　　肉末豆腐（猪瘦肉末50克，豆腐150克）

　　　拌生菜（生菜200克）

　　　素炒胡萝卜丝蒜苗（胡萝卜100克，蒜

营养成分小标签	
能量	1802千卡
蛋白质	78克
脂肪	54克
碳水化合物	252克

苗25克）

全日食盐5克，植物油25克。

为了使摄入的营养素更加丰富，也可将晚餐的25克主食换成200克低糖水果（如草莓、梨、猕猴桃等）。

食谱二

早餐：牛奶1袋（250克）

鸡蛋1个（带皮60克）

咸面包2片（80克）

拌芹菜丝海带1碟（芹菜75克，海带50克）

午餐：米饭100克

炒三丝（瘦肉50克，豆腐丝50克，圆白菜150克）

拍拌黄瓜（150克）

晚餐：玉米面发糕（玉米面75克）

白米粥（米25克）

清蒸鱼（草鱼100克）

炒莴笋（250克）

加餐：芦柑200克

全日食盐5克，植物油25克。

营养成分小标签	
能量	1802千卡
蛋白质	80克
脂肪	57克
碳水化合物	247克

特点：粗细粮搭配，这样可以增加膳食纤维和多种维生素的摄入。

② 全天能量为1700千卡

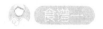

早餐：豆浆1碗（250毫升）

煮鸡蛋1个（约50克）

全麦面包（50克）

拌莴笋海带（莴笋50克，海带50克）

加餐：梨100克

营养成分小标签	
能量	1763千卡
蛋白质	85克
脂肪	49克
碳水化合物	245克

午餐：米饭1碗（大米100克）

　　　清蒸昌鱼（鱼75克）

　　　香菇油菜（香菇20克，油菜200克）

　　　热拌豆芽胡萝卜香菜（绿豆芽或黄豆芽

　　　150克，胡萝卜25克，香菜15克）

　　　木耳豆腐汤（木耳2克，豆腐25克）

加餐：猕猴桃（100克）

晚餐：小米粥（小米25克）

　　　蒸老玉米（150克）

　　　烩鸡丝柿椒丝（鸡脯肉50克，柿椒100克）

　　　醋熘土豆丝（土豆丝150克）

　　　五香毛豆（75克）

加餐：酸奶150毫升，桃100克

全日食盐5克，植物油25克。

特点：富含蛋白质，全天有2次加餐。

食谱二

早餐：牛奶（鲜牛奶250克）

　　　煮鸡蛋1个

　　　咸面包（70克）

　　　拌黄瓜（黄瓜50克）

午餐：葱花饼（标准粉75克，荞麦面25克）

　　　炒肉片柿椒（猪瘦肉50克，柿椒150克）

　　　凉拌心里美萝卜丝（心里美萝卜100克）

　　　黄瓜虾皮紫菜汤（黄瓜25克，虾皮5克，

　　　紫菜2克）

加餐：水果（苹果100克）

晚餐：米饭（大米100克）

　　　汆丸子冬瓜（猪瘦肉50克，冬瓜150克）

　　　素炒西红柿菜花（西红柿50克，菜花

　　　150克）

营养成分小标签	
能量	1766千卡
蛋白质	77克
脂肪	53克
碳水化合物	246克

拌豆腐（豆腐100克）

加餐：水果（橙子100克）

全日食盐5克，植物油25克。

特点：清淡少油少盐。

③ 全天能量为1600千卡

食谱一

早餐：豆浆1杯（250毫升）

　　　煮鸡蛋1个（50克）

　　　全麦面包1个（面50克）

　　　什锦菜花（菜花100克，黄花菜、香菇、黑木耳、毛豆、鸡毛菜各少许）

加餐：橙子1个（100克）

午餐：米饭1碗（大米75克）

　　　清炖排骨海带（猪小排骨肉75克，海带100克）

　　　素炒洋葱柿椒丝（洋葱100克，柿椒50克）

　　　清炒小白菜（小白菜150克）

加餐：苹果1个（100克）

晚餐：葱花饼2块（75克面）

　　　豆腐脑1碗（250毫升豆腐脑，肉末15克）

　　　蒜茸茄泥（茄子200克）

　　　拌生菜（200克）

加餐：酸奶150毫升

全日食盐5克，植物油25克。

营养成分小标签	
能量	1644千卡
蛋白质	65克
脂肪	63克
碳水化合物	203克

特点：少量多餐，全天3次加餐，对控制餐后血糖有利。

食谱二

早餐：牛奶（鲜牛奶250克）

煮鸡蛋（鸡蛋50克）

馒头（标准粉50克）

拌圆白菜豆腐丝（圆白菜150克，豆腐丝25克）

午餐：米饭（大米100克）

清蒸鱼（鲈鱼75克）

虾皮冬瓜（虾皮10克，冬瓜150克）

素炒油麦菜（油麦菜150克）

加餐：水果（猕猴桃100克）

晚餐：米饭（大米75克）

炒肉丝苦瓜（猪瘦肉50克，苦瓜100克）

素炒豇豆（豇豆150克）

加餐：水果（梨100克）

全日食盐5克，植物油25克。

特点：清淡少油少盐。

营养成分小标签	
能量	1635千卡
蛋白质	74克
脂肪	48克
碳水化合物	226克

④ 全天能量为1500千卡

食谱一

早餐：牛奶1杯（250毫升）

煮鸡蛋1个（50克）

烤全麦面包（50克）

拌莴笋条（莴笋100克）

午餐：米饭1碗（大米75克）

木耳烩鱼片（水发木耳25克，草鱼片75克）

素炒西红柿菜花（西红柿50克，菜花150克）

蒜蓉苦瓜（150克）

加餐：苹果1个（100克）

晚餐：米饭1碗（大米75克）

营养成分小标签	
能量	1508千卡
蛋白质	70克
脂肪	48克
碳水化合物	197克

　　　　虾仁烩豆腐（虾仁50克，豆腐100克）

　　　　素炒菠菜（菠菜150克）

　　　　葱油海带丝（100克）

　　加餐：草莓100克

　　全日食盐5克，植物油25克。

特点：清淡少油少盐。

食谱二

　　早餐：豆浆250克

　　　　煮鸡蛋1个

　　　　金银卷1个（小麦粉，玉米粉各25克）

　　　　拌土豆丝（50克）

　　午餐：米饭（大米100克）

　　　　炒鸡丁柿椒丁（鸡胸脯肉50克，柿椒100克）

　　　　素炒小白菜（100克）

　　　　西红柿紫菜汤（西红柿50克，紫菜2克）

　　加餐：苹果200克

　　晚餐：小窝头（玉米面25克）

　　　　青菜汤面条（切面50克，油菜20克）

　　　　肉片西葫芦（猪瘦肉50克，西葫芦100克）

　　　　熬白菜豆腐（白菜100克，豆腐100克）

　　加餐：酸奶150毫升

　　全天烹调油25克，盐6克。

营养成分小标签	
能量	1511千卡
蛋白质	65克
脂肪	47克
碳水化合物	206克

特点：粗细粮搭配。

（5）糖尿病患者运动时在饮食上需要的问题

　　① 在进餐后半小时至1小时进行运动，不要在进餐后立即进行运动。

　　② 如果运动时间较长，宜在运动前和/或运动中途适当进食，以防止运动过程中发生低血糖。在进行体育锻炼时，不宜空腹。

③ 根据运动强度和运动持续时间，在运动结束后的2小时内可增加进食量。晚饭后至睡前如工作或活动时间过长，要适当增加食物。当活动强度有较大的变化，如游泳、打球等，也应增加少量食品。

④ 如果您的体重在理想体重范围内，而不需要控制体重，那么运动消耗的能量应该从饮食中补偿，原则是消耗多少补充多少以维持理想体重。如何确定运动消耗的能量请参考运动手册。

（6）儿童糖尿病饮食

儿童的特点之一是处于生长发育时期，因此不宜过分限制饮食。大多数情况下，儿童所患的糖尿病多为1型糖尿病，由于胰岛细胞不能分泌胰岛素，所以从发病起必须持续注射胰岛素。因此，在饮食安排注意注射胰岛素和饮食之间的密切配合，避免低血糖或高血糖的发生。

① 保证儿童每天摄取充足的能量：每天总能量（千卡）=1000+（年龄−1）×100。

② 保证每天供给充足的蛋白质、脂肪和碳水化合物，而且其配比要合理，一般为蛋白质占总能量的20%，脂肪占30%，碳水化合物占50%。保证每天摄入足够的维生素和无机盐。

③ 像成年糖尿病患者一样，要采用分餐制，即每天3次正餐外，还要安排2～3次加餐，达到控制高血糖、防止低血糖的目的。

（7）妊娠期糖尿病

妊娠与糖尿病互相影响。糖尿病患者妊娠时特别在后半期病情常加重。早期多小产、流产；晚期多羊水、妊娠高血压、巨婴、难产、死胎、新生儿死亡，如并发有心血管及肾脏病者更严重。

妊娠期糖尿病患者有无症状均应给予特别严密观察，加强饮食控制。因母体代谢增加，营养素的供给量既能满足母体和胎儿生长发育的需要，又要严格监护使体重不宜增长过快，最好妊娠期体重增长不超过9～10千克，体重的增加在前三个月不应超过1～2千克，以后每周增加350克为宜。为此，妊娠前4个月，营养素摄入量与非糖尿病患者相近似；后5个月，每日增加能量200～300千卡。饮食既要有足够的能量，蛋白质、钙、磷、铁、锌及多种维生素等，又要不使血糖波动太大。因此，能量的控制适当放宽，每日可达2000千卡以上，肥胖的糖尿病妊娠患者应适当限制总能量摄入（比妊娠前的进食量减少1/3），虽然每天摄入的总能量需要控制，但应避免过度能量限制，妊娠早期每日不应低于1500千卡，妊娠晚期每日不应低于1800千卡。碳水化合物供能所占比例为50%，碳水化合物每日不应低于175克，优先选择低生糖指数的食物；蛋白质占总能量的20%或每日每千克体重1.5 ～ 2.0克，多提供优质蛋白，脂肪占总能量的30%。每日3次正餐和2 ～ 4次加餐。即使有妊娠反应也要坚持进餐。轻度反应者可选用一些清淡无油的食品代替常规饮食。重度妊娠反应者需在医生指导下予以治疗。有水肿倾向和高血压者要限制食盐。

· 饮食处方

早餐：1份细粮、一个鸡蛋、200毫升牛奶，100克蔬菜。早餐后15分钟后开始步行运动30分钟。

上午加餐：苹果200克，或相同体积的鸭梨、桃子、橙汁、柚子等含糖量低调水果。

午餐：1份细粮、1份粗粮、1份（红）瘦肉、1份水产品、200克蔬菜，尽可能少油。午餐后15分钟后开始步行运动30分钟。

下午加餐：无糖酸奶150 g，坚果25 g。

晚餐：1份细粮、1份粗粮、1份（白）瘦肉、1份豆制品、200克蔬菜，尽可能少油。晚餐后15分钟后开始步行运动30分钟。

晚加餐：牛奶或无糖酸奶150克，全麦面包1片。

注意：在三餐前，可口服5克水溶性膳食纤维，帮助控制餐后血糖；红肉包括猪肉、牛肉、羊肉（避免肥肉），白肉包括鸡肉、鸭肉、鹅肉（避免肥肉和皮），水产品包括鱼虾等；1份红肉＝1份白肉＝1份水产品。

（8）低血糖反应

任何糖尿病患者，不管他们应用口服降糖药还是胰岛素，均可能发生低血糖症。严重低血糖症通常发生于下列患者：正接受强化和严格的胰岛素治疗；饮食和体力活动变化较大的患者；糖尿病病程较长的患者和患有自主神经病变的患者。有严重低血糖症病史的患者再次发作的危险性也增加。造成低血糖症的原因有多种，其中进餐延迟或食物减少，体力活动过度和饮酒最常见。预防低血糖症的最好方法是患者自我监测血糖水平。

低血糖症可能对人体造成很大危害，并有一定危险性。患者应尽可能避免发生低血糖症。如果出现了低血糖症，要了解如何采取紧急措施，以减少低血糖症带来的不良影响。当血糖水平降至3.33mmol/L以下时，可出现低血糖症状，如有些糖尿病患者病情不稳定，常有心悸、手抖、多汗、饥饿、恐惧感、震颤，以及头痛、疲乏、意识模糊、昏迷或癫痫样发作，可危及生命。

低血糖反应的应急处理方法：

① 一般的低血糖症状通常较轻，可以由患者自己处理，此时应立即食用或饮用含有葡萄糖的食物或饮料。注意不要饮用含甜味剂的饮料，因为甜味剂例如木糖醇虽然是甜的，却不含葡萄糖，不能升高血糖，缓解低血糖。

② 发作前如能少量加餐，常可使血糖保持在相对稳定的状态，故需要坚持进食定时定量，合理分配三餐和加餐，有效预防下午和夜晚低血糖反应的再次发生。

③ 如经常出现低血糖症状时，要及时请医生调整饮食和降糖药物。

④ 生活不规律，吃饭不定时（如出差、开会），易引起血糖的变化，因此要注意随身携带一些方便食品，如咸饼干、糖等，以便随时灵活加餐。在外出或活动时，一定将这些食物或饮料随身携带，以备急用。

二 控制高血压的饮食营养干预

高血压是常见的心血管疾病，也是需要基层医疗机构重点防控的慢性病之一。它对人体脏器的损害是一个漫长的过程，长期高血压"伤心、伤脑、伤肾"，发生招致残疾的并发症，严重时危及生命。世界卫生组织提出健康的四大基石：合理膳食，适量运动，戒烟限酒，心理平衡。饮食不能想吃什么就吃什么，否则对我们的身体健康非常不利。如何才能做到合理膳食？当面对各种各样的食物的诱惑，尤其是经济条件允许随心所欲挑选食物的时候，食物的健康选择和合理搭配有时会变得非常困难，对高血压患者来讲，学会健康的生活方式，增强保健意识，合理膳食搭配有利于控制血压，使高血压患者的生活更有品质。

1.高血压病

高血压病是指以体循环动脉压升高为主要临床表现的心血管综合征，通常简称高血压。除血压升高外，还可伴有头痛、眼花、心悸、失眠、脚步轻飘、注意力不集中、容易疲倦等症状。高血压晚期可并发心绞痛、肾功能减退、卒中（俗称中风）等疾病，既伤心、伤脑，又伤肾。

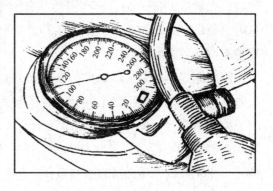

（1）高血压的定义和分类

高血压定义为未使用降压药物的情况下，非同日3次测量，收缩压≥140mmHg或（和）舒张压≥90mmHg。患者既往有高血压病史，现在服降压药，虽然血压＜140/90mmHg，仍诊断为高血压，我国目前采用的血压分类和标准见表2-6。

表2-6 血压水平的定义和分类

类别	收缩压/mmHg	舒张压/mmHg
正常血压	＜120	＜80
正常高值	120～139	80～89
高血压	≥140	≥90
1级高血压（轻度）	140～159	90～99
2级高血压（中度）	160～179	100～109
3级高血压（重度）	≥180	≥110
单纯收缩期高血压	≥140	＜90

注：当收缩压和舒张压分属于不同分级时，以较高的级别作为标准。以上标准适用于任何年龄的成年人。

① 什么是血压

通常所说的血压是指动脉血压。当血管扩张时，血压下降；血管收缩时，血压升高。平常我们所说的"血压"实际上是指对上臂肱动脉即胳膊窝血管的血压测定，是对大动脉血压的间接测定。

通常记录血压时要记录两个数据：一个数据是收缩压，就是指心室收缩时，主动脉压急剧升高，在收缩期的中期达到最高值，这时的动脉血压值称为收缩压，也称为"高压"；另一个数据是舒张压，是指心室舒张时，主动脉压下降，在心舒末期动脉血压的

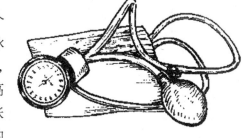

最低值称为舒张压，也称为"低压"。用血压计在肱动脉上测得的数值来表示，人们用水银血压计来测量血压时用水银柱的高度来表示血压的水平，以mmHg（毫米汞柱）或以kPa（千帕斯卡）为单位（1mmHg=0.133 kPa），这就是血压。脉压是指收缩压减舒张压的差值。

② 什么是正常血压

根据2014年《中国高血压基层管理指南》对血压水平的定义（见表2-6）：正常血压值为收缩压＜120mmHg和舒张压＜80mmHg。

③ 什么是血压的正常高值

血压在120 ~ 139/80 ~ 89mmHg 范围内列为正常高值，这种情况下应引起重视，虽不一定服降压药，但应认真改变生活方式，即限制食盐、减少脂肪的摄入量、增加活动量、减少过多的体重等，及早预防，以免发展为高血压。

高血压患者的全身小动脉处于痉挛状态，反复、长期的小动脉痉挛状态和血压升高会使小动脉内膜因为压力负荷、缺血、缺氧出现玻璃样病变，随着病程的发展，病变涉及小动脉中层，最后会导致管壁增厚、硬化、管腔变窄，呈现不可逆的病变。高血压促进小动脉病变，而小动脉病变后管腔狭窄又促进了高血压。

④ 什么是高血压

高血压是动脉血压超过正常值的异常升高。用数值表示为收缩压≥140mmHg或（和）舒张压≥90mmHg即为高血压。

（2）高血压的流行现状

高血压患病率和发病率在不同国家、地区或种族之间均有差别，并且随着年龄的增加而升高，高血压在老年人较为常见，以单纯收缩期高血压多见。我国高血压的患病率整体呈明显上升趋势。2015年发布的《中国居民营养与慢性病状况报告》显示，2012年全国18岁及以上成人高血压患病率为25.2%，而我国人群高血压知晓率、治疗率和控制率均比较低。

提示1：及早发现高血压

健康人除了要保持良好的生活习惯，不要认为年轻就不会得高血压，特别是肥胖、有家族病史的人，一定要小心（健康成人的正常血压应该小于120/80mmHg），最好每3个月至半年测量一次血压，若有升高（发现血压超过140/90mmHg）及时到医院就诊。

提示2：中华医学会科普分会发布的"2008中国健康大使联盟发布宣言"中，希望公众能记住七个最重要的生命数字：

① 空腹血糖不能高于5.6mmol/L；

② 血压不能高于120/80mmHg；

③ 血总胆固醇不能高于4.6mmol/L；

④ 腰围不能大于，男90厘米，女80厘米；

⑤ 体重指数不能高于24kg/m^2；

⑥ 不吸烟；每周运动不少于3次或4次；

⑦ 每次有氧运动不少于30分钟。

2. 高血压易感人群及危险因素

（1）高血压易感人群

① 收缩压在130 ～ 139mmHg和（或）舒张压85 ～ 89mmHg的人群。

② 超重人群（BMI ≥ 24kg/m²）或者肥胖人群（BMI ≥ 28kg/m²）；和（或）腹型肥胖：腰围男 ≥ 90厘米，女 ≥ 85厘米。

③ 亲属（1级、2级亲属）具有高血压家族史。

④ 长期膳食高盐低钾食物。

⑤ 长期饮酒（白酒大于100克/天）。

⑥ 年龄 ≥ 55岁。

（2）高血压发病有关的危险因素

① 遗传因素：高血压具有明显的家族聚集性。父母均有高血压，子女发病概率高达46%。约有60%高血压患者有高血压家族史。

② 饮食因素：不同地区人群血压水平和高血压患病率与钠盐摄入量呈显著正相关，另外钾的摄入量和血压呈负相关。高蛋白饮食、过多摄入饱和脂肪酸或饱和脂肪酸/多不饱和脂肪酸比值较高、饮酒都属于升高血压因素。叶酸的缺乏，可导致血浆同型半胱氨酸水平增高，增加高血压引起的脑卒中风险。

③ 精神应激：城市脑力劳动者高血压患病率超过体力劳动者，从事精神紧张高的职业者发生高血压的可能性较大。

④ 吸烟、饮酒都能使血压升高。

⑤ 体重：体重增加是血压升高的重要危险因素。肥胖的类型与高血压发生关系密切，腹型肥胖者容易发生高血压。

⑥ 药物：有一些药物也会引起血压的增高，如避孕药、麻黄素、肾上腺皮质激素、非甾体类抗生素、甘草等。

3. 高血压的健康危害

高血压患者大多数起病缓慢，缺乏特殊临床表现，导致诊断延迟，仅在测量血压时或发生心、脑、肾等并发症时才被发现。常见的症状有头晕、头痛、疲劳、心悸等，也可以出现视力模糊、鼻出血等较重症状，典型的高血压头痛在血压下降后即可消失。高血压患者可以同时合并其他原因的头痛，往往与血压无关，例如精神焦虑性头痛、偏头痛、青光眼等。如果突然发生严重头晕与眩晕，要注意可能是脑血管病或者降压过度、直立性高血压。另外，高血压患者还可能出现受累器官的症状，如胸闷、气短、心绞痛、多尿等。

高血压的危害不容小觑，但是许多患者因缺乏应有的自我保健知识，不注意定期监测血压，使得高血压得不到及时有效的控制，心、脑、肾三个重要的生命器官就会受到致命性打击，从而产生严重的并发症，高血压病的主要并发症是脑血管病，尤其是脑出血。长期高血压可导致肾小动脉硬化。肾功能减退时，可引起夜尿、多尿，以及尿中含蛋白、管型及红细胞。尿浓缩功能低下，严重者出现氮质血症及尿毒症。高血压因左心室负荷增加，而致左心室肥厚，易患心律失常、冠心病，是猝死的高危因素。冠心病猝死约占全部心血管病猝死的90%。

4.高血压与饮食营养的关系

高血压的发病原因不是很清楚，众多研究表明，高血压与生活方式有密切的关系。大约95%的高血压发病原因与遗传因素和环境等多种因素有关，仅有5%左右的患者血压升高是某些疾病所影响，如肾脏疾病、内分泌病等，这些高血压叫继发性高血压。高血压的发生不仅与遗传、环境因素有关，还与饮食因素密切相关。

（1）食盐与高血压

食盐与高血压有密切的相关性，我国居民高血压患病率北方高于南方，而食盐摄入量也是北方高于南方。食盐的主要成分是氯化钠，它给我们的味觉感受是"咸"。中国膳食中80%的钠来自烹调用盐、高盐调料（如酱油、黄酱）和盐腌的咸菜等。

提示：食盐中的钠元素是人体内不可缺少的一种化学元素，适量的钠盐摄入对人体是有益的，但是过量地摄入钠盐后，会引起水分在人体内滞留，同时促使体内血容量相对增加，钠在体内蓄积还可使动脉壁增厚，引起动脉管径变小，导致心脏将血液注入血管的阻力变大，也可使血管的舒缩性发生改变，从而引发高血压。

（2）饮酒与高血压

饮酒量与心血管疾病危险性或总体死亡率之间的关系较为复杂。酒精对心血管有双向作用。许多研究证实，少量饮酒者心血管疾病的危险有一定下降的趋势，但对中度和大量饮酒者，心血管疾病的危险性明显增高。偶尔大量喝一次酒，仅仅引起一过性的血管的痉挛收缩，它是可恢复性的。但是长期大量饮酒，就能使血管壁持续地收缩痉挛，血压就持续地增高。过度饮酒会对抗大多数降压药物的效应，因此戒酒会使降压变得较为容易。到目前为止，适量饮酒对心血管系统的保护作用及机制尚待深入研究证实，世界卫生组织已把少量饮酒有利健康的观点改为："酒，越少越好。"因此绝不提倡非饮酒者出于预防心脏病的考虑开始喝酒。

（3）钙与高血压

研究发现，长期缺钙饮食的人群，更容易导致血压升高。现代医学研究证明，中老年人多吃含钙丰富的食物可以预防动脉粥样硬化，还可使过高的血压下降到正常。

提示：钙具有松弛血管、降低血压、预防动脉粥样硬化的功能。

（4）钾、镁与高血压

膳食钾具有对抗钠盐所引起的不利作用。临床观察表明，氯化钾可使血压呈规律性下降，而氯化钠则可使血压上升。所以，高血压的饮食原则是低钠高钾膳食。中国营养学会推荐，成年人膳食钾每天适宜摄入量是2000毫克。临床观察还表明，膳食镁能降低血管弹性和收缩力，对高血压患者具有扩张血管作用，能使大多数患者的心排血量增加。

提示：钾和镁是人体必需的元素。正常成年人体内钾的总量约为每千克体重50毫摩尔，主要分布在细胞内，与细胞外的钠相互协作参与物质代谢、维持神经肌肉的功能等。钾通过扩张血管，降低血管阻力，而降低血压；还能增加尿钠排出来调整钠钾比值，来降低血压。正常成人体内总镁含量约25克，其中60%～65%存在于骨、齿中，27%分布于软组织。镁主要分布于细胞内，细胞外液的镁不超过1%。镁能降低血管弹性和收缩力。

（5）能量与高血压

多数高血压患者合并有超重或肥胖。肥胖者体内的高胰岛素血症，可致钠水潴留，引起高血压，而限制能量摄取，增加活动量，使体重减轻后，可使胰岛素水平和去甲肾上腺素水平下降，血压就会有一定程度降低。

（6）动物脂肪与高血压

动物脂肪和胆固醇高的膳食能升高血压。不饱和脂肪酸具有扩张血管作用，从而降低血压。当人体摄入动物脂肪（如猪油）之后，因为动物油里主要含饱和脂肪酸，所以当人体摄入了之后，能够导致血液中的血脂含量增高，使整个动脉壁增厚，同时血管腔狭窄，弹性降低，进而使血压升高。而植物油里所含的主要是不饱和脂肪酸，其中n-3和n-6多不饱和脂肪酸有调节血压的作用。单不饱和脂肪酸高的膳食可降低血压。鱼油富含二十碳五烯酸（EPA）和二十二碳六烯酸（DHA），能减少血管紧张肽原酶依赖性高血压的发生。但不论何种脂肪，摄入量过多时，均可引起肥胖症，同时高脂肪高胆固醇饮食容易导致动脉粥样硬化，从而形成高血压。

提示：总脂肪摄入量减少（从占总能量的38%～40%降至20%～25%），可以降低血压，故摄入过多的动物脂肪和胆固醇对高血压病防治不利。

（7）蛋白质与高血压

不同来源的蛋白质对血压的影响不同。研究表明，适量的优质蛋白质具有降低高血压的作用。优质动物蛋白质降低高血压的机制，可能是通过促进钠的排泄，保护血管壁，或通过氨基酸参与血压的调节而发挥作用。大豆蛋白能降低血压是因大豆富含精氨酸，它是一种潜在的血管抑制剂，也是血管抑制剂的前体。

蛋白质对预防高血压有一定作用，但是从蛋白质的代谢来看，作为升压因子的可能性并不能完全排除，因为在蛋白质的分解过程中，可以产生一些具有升压作用的胺类，如酶胺、色胺、苯乙胺等，这些物质在肾功能正常时能进一步氧化成醛，由肾脏排出体外。如果肾功能不全或肾脏缺氧时，可导致胺的蓄积，完全有可能显示升压作用。另外，人体的三大营养素中的蛋白质、脂肪和碳水化合物在体内是可

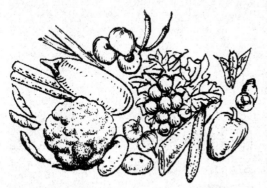

以相互转化的，蛋白质摄入过多，能量过高，久而久之，也可造成肥胖、血管粥样硬化，也会导致血压升高，因此，人们应摄取适量的优质蛋白质。

（8）膳食纤维与高血压

摄入高纤维饮食可降低血压，相反，摄入不足则会增加血压。这是因为膳食纤维能促进胆固醇代谢，减少脂肪吸收，抑制胆固醇吸收，减轻体重，从而有利于血压的降低。

提示：什么是膳食纤维？膳食纤维是植物性食物中无法被人体消化吸收的碳水化合物，对人体有重要的生理作用，对维持人体健康必不可少。膳食纤维包括纤维素、半纤维素、果胶、木质素、菊粉等，来源于植物性食物，如谷类和蔬菜水果，具有预防便秘、促进肠道健康的作用。

（9）防止高血压的膳食（DASH膳食）

1997年底美国高血压全国委员会的报告中提出膳食途径防止高血压的方法（dietary approaches to stop hypertension，DASH），DASH膳食提出：增加蔬菜水果的摄入量，以蔬菜、水果和脱脂牛奶为主 [水果和蔬菜每日8 ～ 10份（1份水果相当于中等大小的苹果、1份蔬菜相当于227克生叶菜），2 ～ 3份脱脂奶（1份285毫升）]，还包括全谷类食物、鱼类、禽类和坚果类食物，同时用低脂、富含单不饱和脂肪酸的食物代替饱和脂肪和胆固醇的膳食模式，减少食物总脂肪的摄入量，减少红色肉类、甜点心、含糖饮料的摄入，每天食盐的摄入量4克（相当于每天钠1500毫克）以下。因水果、蔬菜膳食中富含钾、钙、镁、膳食纤维和单不饱和脂肪酸，可以显著降低血压，并且发现此种饮食还有助于降低心脑血管疾病、恶性肿瘤的发生率。

5.高血压的干预

（1）高血压控制的目标

血压降至140/90mmHg以下，老年患者的收缩压降至150mmHg以下，但舒张压不宜低于60mmHg。有糖尿病或肾病的高血压患者，降压目标是130/80mmHg以下。年龄大于50岁的患者，应注意舒张压达标。

抗高血压治疗的最终目标是减少心脑血管和肾脏疾病的发生率和死亡率，而不仅仅是为了降低血压。因此无论是正常高值还是高血压患者，都要认真改变生活方式：戒烟，坚持适量体力活动，膳食适当限制钠、脂肪的摄入量，增加蔬菜、水果，节制饮酒，保持正常体重，超重或肥胖者减轻体重，讲究心理卫生，即使已接受药物治疗者亦不容松懈，并持之以恒。

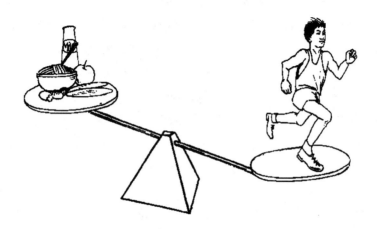

（2）高血压的治疗

高血压的治疗包括药物治疗和非药物治疗两种，非药物治疗是首选疗法和基础疗法。非药物治疗有：一般治疗（合理休息、适当镇静）、饮食治疗、运动等。早期、轻度高血压患者，应在用降压药物前可先试用非药物治疗。3～6个月后复查血压，如多次测量血压均在正常范围内，可继续非药物治疗，并定期测血压；如症状明显，则应同时应用降压药物。对于中、重度高血压患者在采取降压药物治疗的同时，也要配合非药物治疗，才能有效地控制血压。

有人认为，得了高血压后只要坚持长期规则地服药就准好，其实不然。因为高血压是多种因素综合作用的结果，其中包括不良的生活方式等。高血压患者发生并发症的原因除了血压升高外，尚有其他许多危险因素，如吸烟、酗酒、摄入食盐过多、超重、血糖升高、血脂异常、缺乏运动和体育锻炼、性格暴躁等，所以治疗高血压除选择适当的药物外，特别要注意改变不良的生活方式。

注意：高血压患者的血压降低不是越快越好、越低越好。一般来讲除高血压急症（如高血压危象、高血压脑病等）外，其余高血压患者均宜平稳而逐步降压。因为，血压下降过快、过低，不但会使患者出现头晕、乏力等体位性低血压的不适症状（也称"脑贫血"），还极易发生缺血性脑卒中，甚至诱发脑出血，这种情况尤其在老年人为甚。因为老年人均有不同程度的动脉粥样硬化，此时偏高的血压有利于心脑肾的血液供应，如果一味要求降到正常水平，势必影响上述脏器的功能，反而得不偿失。

提示：降压治疗时必须要掌握住缓慢、平稳的原则和坚持"三心"，即信心、决心和恒心，只有这样才能防止或推迟重要脏器受到损害。

（3）高血压患者饮食营养指导

膳食指导原则：高血压患者每天进食量要适当，以保持适宜的体重（BMI=18.5～23.9kg/m²）。每日食盐摄入量不超过5g，推荐低盐膳食和高钾膳食，适当增加钙和镁的摄入量，限制饮酒，每天摄入充足的膳食纤维和维生素。在食物的选择上，遵循食物多样化及平衡膳食的原则，尽量减少摄入富含油脂和精制糖的食物，限量食用烹调油。在饮食习惯上，进食应有规律，不宜进食过饱，也不宜漏餐。

① 推荐的能量。体重正常的高血压患者（BMI=18.5～23.9kg/m²）每天能量的摄入可按照每千克体重105～126千焦（25～30千卡）计算；超重和肥胖者除适当增加体力活动外，应适当减少每天能量的摄入，减少能量的方法是每

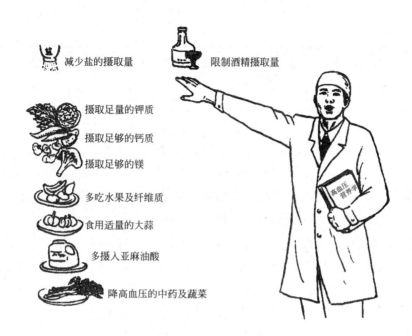

减少盐的摄取量

限制酒精摄取量

摄取足量的钾质

摄取足够的钙质

摄取足够的镁

多吃水果及纤维质

食用适量的大蒜

多摄入亚麻油酸

降高血压的中药及蔬菜

天比原来摄入的能量减少1260 ～ 2100千焦（300 ～ 500千卡），或者女性摄入在4200 ～ 5040千焦（1000 ～ 1200千卡），男性患者摄入在5040 ～ 6720千焦（1200 ～ 1600千卡）。

② 推荐的营养素摄入量，见表2-7。

表2-7　推荐的营养素摄入量

营养素名称	每日推荐摄入量
蛋白质	体重正常者：占总能量12%～ 15% 超重、肥胖者：占总能量15%～ 20%
脂肪	≤总能量的30%
饱和脂肪酸	<总能量的7%
多不饱和脂肪酸	<总能量的10%
单不饱和脂肪酸	占总能量的10%
反式脂肪酸	<总能量的2%
胆固醇	不超过300毫克，如果合并高胆固醇血症，每日胆固醇摄入＜200毫克
碳水化合物	占总能量的55% ～ 65%
膳食纤维	＞14克/4200千焦（1000千卡）
钠	＜2000毫克（相当于食盐5克）
钾	＞2500毫克（相当于氯化钾4.75克）
钙	800 ～ 1000毫克

续表

营养素名称	每日推荐摄入量
镁	350～500毫克
维生素C	100～150毫克
维生素D	5～10微克（200～400IU）
烟酸	10～20微克

③ 低盐膳食。人体需要的钠主要从食物中来，食盐、酱油、味精、酱和酱菜、腌制食品等都可以提供较多的钠，肉类和蔬菜也可以提供少部分钠，正常成人每天钠需要量为2200毫克，我国成人一般日常所摄入的食物本身大约含有钠1000毫克，需要从食盐中摄入钠为1200毫克左右，因此，实际在每天食物的基础上，摄入3克食盐就可以满足基本生理需要，除非大热天出汗很多。由于随着年龄增大，人的味蕾敏感度会逐渐退化，当时放一小勺盐就觉得挺咸了，再过几年，慢慢地又觉得这点盐不咸了。于是，人的摄盐量就越来越多，远远超过3克的水平。

注意：要控制高血压，就要控制食盐的摄入量，控制越早，效果越好。低盐膳食为全天摄入钠2000毫克以内，1克食盐含有393毫克的钠。

提示：中国营养学会建议健康成年人一天食盐（包括酱油和其他食物中的食盐量）的摄入量是不超过6克。高血压患者，最好每天摄入≤3克的食用盐。并告诉我们减盐5招：第一招，学习量化，使用限盐勺罐，逐渐减少用量；第二招，替代法，烹调时多用醋、柠檬汁、香料、姜等调味，替代一部分盐和酱油；第三招，适量的肉，肉类烹调时用盐较多，适量食用可减少盐的摄入，相反蔬菜不易吸盐；第四招，烹饪的方法多样，多采用蒸、煮、烤等烹调方式，享受食物天然的味道，不是每道菜都需要加盐；第五招，少吃零食，零食多为高盐的食物，看营养标签拒绝高盐食物。

应注意食物中的含钠量，例如某些腌、熏食品（如咸肉、咸鱼、咸菜、酱菜等）以及豆豉和味精等钠含量高的食物应少吃。加工食品也含有很多的钠，如火腿肠、方便面、土豆片和膨化食品等，应少吃。常见食物中钠的含量见表2-8。

习惯过咸味食物者，可在烹调菜肴时放少许醋，帮助减少食盐的用量。

提示：食盐中的钠元素是人体内不可缺少的一种化学元素，适量的钠盐摄入对人体是有益的，但是过量地摄入钠盐后，会引起水分在人体内滞留，同时促使体内血容量相对增加，钠在体内蓄积还可使动脉壁增厚，引起动脉管径变小，导致心脏将血液注入血管的阻力变大，也可使血管的舒缩性发生改变，从而引发高血压。

表2-8　常见富含钠的食物　　　　　　　　　　　　　　　　　　　单位：毫克/100克可食部

食物名称	钠含量	食物名称	钠含量	食物名称	钠含量
虾米	4892	扒鸡	1001	小泥肠	648
鱼子酱	2881	午餐肉	982	龙虾片	640
咸鸭蛋	2706	酱鸭	981	豆腐干	634
香肠	2309	鱿鱼（干）	965	风干肠	618
肉松	2302	香肠（罐头）	874	油条	585
牛肉松	1946	酱牛肉	869	羊肉串（炸）	581
鸡肉松	1688	叉烧肉	819	沙蛤蜊	578
盐水鸭（熟）	1558	火腿肠	771	油饼	573
广东香肠	1478	炸鸡	755	蒜肠	562
腊肠	1420	鹌鹑蛋（五香罐头）	712	午餐肠	553
葵花子（炒）	1322	小红肠	682	蚕豆（炸）	548
方便面	1144	素火腿	676	松花蛋	543
大腊肠	1099	猪肝（卤煮）	675	咸面包	526
火腿	1087	干酪（普通）	670	海参	503

④ 高钾膳食。膳食中钾可对抗钠盐所引起的不利作用。临床观察表明，氯化钾可使血压呈规律性下降，而氯化钠则可使血压上升。所以，高血压的饮食原则是低钠高钾膳食。推荐成年人2500毫克（相当于氯化钾4.75克），多食用富含钾的食物（参见表2-9），例如口蘑、蚕豆、黄花菜等。

注意：高钾膳食全天膳食中钾的摄入量至少应达到3100毫克（相当于80毫摩尔钾，1毫摩尔钾=39克钾）。

⑤ 谷类和薯类的选择。增加全谷类和薯类食物的摄入，粗细搭配。视体力活动的不同，每日谷类和薯类的摄入量不同，轻、中度体力活动的高血压患者，推荐每日摄入谷类150 ～ 400克，其中1/3 ～ 2/3为粗粮和杂粮。

⑥ 动物性食品。选择鱼、虾、禽、蛋和瘦肉食品，每日摄入鱼虾类25 ～ 50克、禽类25 ～ 50克、蛋类25 ～ 50克、畜肉类25 ～ 50克。少食用或不食用高钠盐、高脂肪、高胆固醇的动物性食品，参见表2-10、表2-11。

⑦ 奶类食品。优先选择脱脂或低脂牛奶、酸奶，推荐每日摄入奶类200 ～ 300克。

奶类是一种营养成分齐全、组成比例适宜、易消化吸收、营养价值高的天然食品，主要提供优质蛋白质、维生素A、维生素B_2和钙、磷、钾等。牛奶中蛋白质

表2-9　常见富含钾的食物　　　　　　　　　　　　　　　　　　单位：毫克/100克可食部

食物名称	钾含量	食物名称	钾含量	食物名称	钾含量
口蘑	3106	豌豆	823	葵花子（生）	562
小麦胚粉	1523	绿豆	787	虾米	550
黄豆	1503	杏干	783	豆腐皮	536
黑豆	1377	豆浆粉	771	枣（干）	524
桂圆（干）	1348	木薯	764	百合	510
蘑菇（干）	1225	海带（干）	761	腰果	503
芸豆（红）	1215	木耳（干）	757	松子仁	502
蚕豆	1117	杏仁	746	豇豆（紫）	500
马铃薯粉	1075	豇豆	737	胡萝卜缨（红）	493
奶油	1064	榛子（炒）	686	毛豆	478
绿豆面	1055	南瓜子（炒）	672	椰子	475
葡萄干	995	虾皮	617	香菇（干）	464
麸皮	862	黄花菜	610	栗子（鲜）	442
赤小豆（红小豆）	860	花生仁（生）	587	大蒜（紫皮）	437
莲子（干）	846				

表2-10　常见食物脂肪含量　　　　　　　　　　　　　　　　　　单位：克/100克可食部

食物名称	脂肪含量	饱和脂肪酸含量	食物名称	脂肪含量	饱和脂肪酸含量
黄油	98	52	猪大肠	18.7	7.7
奶油	97	42.8	酱鸭	18.4	5.9
猪肉（肥）	88.6	10.8	猪舌	18.1	6.2
腊肉（生）	48.8	3	叉烧肉	16.9	5.1
腊肠	48.3	18.4	烤鸡	16.7	4.6
香肠	40.7	14.8	午餐肉	15.9	5
牛肉干	40	38.1	鹅蛋	15.6	4.5
北京烤鸭	38.4	12.7	鸽	14.2	3.3
猪肉（软五花）	35.3	12	羊肉	14.1	6.2
鸭蛋黄	33.8	7.8	牛舌	13.3	5.7
猪肉（后臀尖）	30.8	10.8	鸭蛋	13	3.8
鸡蛋黄	28.2	6.3	酱牛肉	11.9	5.5
猪肉（后肘）	28	9.4	鸡蛋（红皮）	11.1	3.3
火腿	27.4	9.2	鹌鹑蛋	11.1	4.1
烧鹅	21.5	6.4	扒鸡	11	3.3
鹅	19.9	5.5	羊脑	10.7	2.3
鸭	19.7	5.6	火腿肠	10.4	3.8
鸭舌	19.7	3.5	羊肉串（烤）	10.3	4
猪蹄	18.8	6.3			

表2-11 常见高胆固醇食物   单位：毫克/100克可食部

食物名称	胆固醇含量	食物名称	胆固醇含量
猪脑	2571	墨鱼	226
鹅蛋黄	1696	扒鸡	211
鸭蛋黄	1576	奶油	209
鸡蛋黄	1510	肯德基炸鸡	198
鸡蛋（土鸡）	1338	鸡心	194
猪肝	1017	对虾	193
鱿鱼干	871	猪蹄	192
鹅蛋	704	鸭肠	187
鸡蛋	585	基围虾	181
鸭蛋	565	鸡胗	174
虾米	525	鸡血	170
鹌鹑蛋	515	牛肉松	169
鸡肝（肉鸡）	476	牛肉干	166
虾皮	428	猪大排	165
鸡肝	356	猪肚	165
猪肾（猪腰子）	354	奶油蛋糕	161
羊肝	349	猪舌	158
鸭肝	341	蛤蜊	156
鱼片干	307	猪心	151
猪皮	304	猪小排	146
黄油	296	扇贝（鲜）	140
火鸡肝	294	猪大肠	137
鹅肝	285	鲫鱼	130
明虾	273	黄鳝	126
河蟹	267	海蟹	125
鲍鱼	242	羊肚	124
河虾	240		

含量平均为3%，脂肪含量为3%～4%。低脂奶脂肪含量为0.5%～2%，脱脂奶中脂肪含量低于0.5%。奶类是膳食中钙的最佳来源。

⑧豆制品。每日适量食用豆制品，例如豆腐、豆浆、豆腐干、豆腐丝等，推荐每日摄入豆腐干50克，其他豆制品按水分含量折算。不宜食用豆豉、豆瓣酱、腐乳、臭豆腐、咸豆汁等。

50克大豆与豆制品互换表（按蛋白质含量）

食品	质量/克	食品	质量/克
北豆腐	145	内酯豆腐	350
南豆腐	280	豆腐丝	80
豆浆	730	素鸡	105
豆腐干	110		

⑨ 蔬菜和水果。每日蔬菜摄入量为500克，至少3个品种，最好5个品种以上，且每日摄入的蔬菜中要有深色蔬菜、叶类蔬菜等；水果摄入量至少200克，每天至少1个品种，最好2个品种以上。

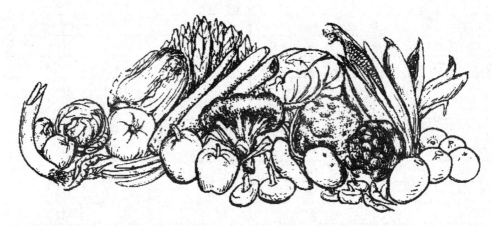

蔬菜含水量多，能量低，富含植物化学物质，是提供微量营养素、膳食纤维和天然抗氧化物的重要来源。蔬菜是胡萝卜素、维生素B_2、维生素C、叶酸、钙、磷、钾、镁的良好来源。

富含钾的食物对控制降压有一定的益处，含钾最丰富的饮食是那些未加工食物，尤其是各种新鲜水果，如香蕉、橙子、橘子、柠檬、杏、梅、甜瓜等，各种新鲜蔬菜，如毛豆、扁豆、马铃薯、山药、木耳、芹菜、辣椒、莴笋、芋头、冬瓜、茄子、苋菜、菠菜、油菜、蘑菇、紫菜、海带、花生等，豆类粗粮，新鲜瘦肉类等。一般深色蔬菜的胡萝卜素、维生素B_2和维生素C含量较浅色蔬菜高，而且含有更多的植物化学物。叶菜的营养价值又高于瓜菜。含镁丰富的食物包括谷类中的小米、燕麦、豆类和小麦及菜类，主要是绿叶蔬菜。其他如茶叶、核仁类食物、肉、鱼、蛋及乳类。一般正常人膳食中镁的含量可达足够的需要量。

⑩ 坚果。可适量食用坚果，每周50克左右，如花生50克（相当于不带皮40粒）。食用坚果时应注意控制摄入的总能量，合并肥胖和超重者应注意防止摄入过多的脂肪，以免增加体重或导致减重失败。

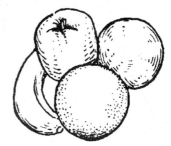

⑪ 油脂。优先选择富含单不饱和脂肪酸的橄榄油、菜籽油、茶子油以及含多不饱和脂肪酸的大豆油、玉米油、花生油等。尽量不食用动物油、椰子油、棕榈油。推荐交替使用不同种类的植物油，每天烹调用油控制在20～30克，相当于5克控油勺4～6勺。少食用或不食用油炸和富含油脂的食品以及含反式脂肪酸的食品如蛋糕、点心、人造黄油等。

⑫ 水、饮料。不宜饮用含糖饮料喝碳酸饮料，可适量饮用白开水、茶水（红茶或绿茶）、矿泉水、低糖或无糖的水果汁、蔬菜汁，保证摄入充足的水分。

⑬ 其他。少食用或不食用特别辛辣和刺激性食物，也不推荐饮用浓茶和浓咖啡。

（4）高血压患者的体重管理

少吃多动，控制体重：一日三餐要定时定量，不宜饥一顿饱一顿，不经常在外就餐。每餐八分饱，因为饱餐后可使高血压病患者的血管舒张，调节功能降低，从而引起血压的显著波动。摄入的食物要与你的消耗基本平衡，多吃就要多运动，运动不多就不要多吃，要维持体重正常。

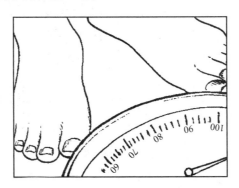

合理的膳食可以使你不胖也不瘦。超重和肥胖者（BMI＞24）应限制能量的摄入量，在进行饮食治疗的时候，不必苛求太快的减重速度，体重减轻以每周0.5

千克为宜。一般来说，在饮食疗法开始后的1～2月，可减重3～4千克，此后可与运动疗法并用，保持每月减重1～2千克，这样可获得比较理想的治疗效果。每星期称体重1次（用同一量度器、穿着相似的衣服，并同在固定时间如早餐前）。

在饮食控制期间，超重或肥胖的体重往往在前3周下降明显，而3周以后体重下降不明显或不再下降，这是由于基础代谢率随体重的减少而下降，这种情况下应根据基础代谢率的改变，重新调整饮食摄入量。有条件时，每周测量一次基础（或休息）代谢率，根据基础代谢率变化结果调整饮食摄入量，能保证体重逐渐减轻。

（5）健康生活方式降血压

① 避免不良刺激，保持心情愉快。一些不良的情绪如暴怒、紧张、烦躁、焦虑、压抑等会通过增加有关激素的分泌，促使小动脉痉挛收缩而使血压产生波动、升高，甚至发生心、脑血管并发症。因此高血压患者应尽量避免各种强烈的或长期性的精神打击或刺激，一旦遇到这些负性刺激应学会"冷处理"。例如当要发怒时可用延时法告诫自己过5分钟再发怒，而5分钟后可能就不会再发怒了。对于一些令人烦躁焦虑的事，可采取暂时忘却的方法，跳出现实的烦恼，或沉浸于对既往幸福时刻的回忆，或陶醉于对美好未来的憧憬，摆脱苦恼，愉悦心情，创造放松的心境从而有益于稳定血压。在所有保健措施中，心理平衡是至关重要的一项。保持良好的快乐心境几乎可以拮抗其他所有的内外不利因素。神经免疫学研究证实，良好的心境使机体免疫功能处于最佳状态，对抵抗病毒、细菌及肿瘤都至关重要。经常生气与脾气暴躁的人易得高血压。

② 保持生活规律。尽量保持每天的作息时间规律。一般来说，心脏病往往在早晨发作，原因之一是在上午11点前，人的血压至少比其他时间高出5毫米汞柱。为了避免疲劳，周末尽量少参加那些令人感到疲惫的聚会。要有充分的休息和睡眠。更要适当运动，做到生活规律。

③ 戒烟限酒。吸烟有害健康已是众所周知的常识，吸烟后可加快心率，还可使血胆固醇含量增高，并损伤动脉壁，促进动脉粥样硬化，增加血液黏稠度等，并易发生心肌梗死、动脉硬化性闭塞症等与高血压相关的心血管及周围血管并发症，所以高血压患者应戒烟。

目前为止，适量饮酒对心血管系统保护作用及机制尚待深入研究证实，世界卫生组织已把少量饮酒有利健康的观点改为："酒，越少越好。"因此绝不提倡非饮酒者出于预防心脏病的考虑开始喝酒。中度以上饮酒与血压水平呈显著正相关，饮酒可抵抗药物的降压作用。目前认为喝酒所致的高血压是可逆的，只需戒酒或减少饮酒量就可使血压降低或恢复正常。具体措施包括：认识饮酒的危害；树立一定要戒酒的观念；如饮酒，建议少量，男性饮酒者每日饮用葡萄酒不超过100毫升，或啤酒不超过250毫升，或白酒不超过50毫升；女性则减半量，孕妇不饮酒；不饮高度烈性酒。

④ 适当运动。有规律的有氧运动可降低高血压患者的收缩压5 ～ 15mmHg，舒张压5 ～ 10mmHg。血压高的患者要适量地做一些有氧运动，切忌不要太剧烈。要根据自己的身体状况，决定运动种类、强度、频度和持续运动时间。例如慢跑、游泳、骑自行车与散步都是很好的运动。轻度高血压患者，可以通过长期的有氧运动达到血压正常，血压较高的患者最适合的运动是散步。活动方法可采用行走（中等速度步行：走1000步大约需要10分钟，每小时大约能走6公里，大约消耗能量300 ～ 400千卡）或者采用松弛疗法，即通过调身、调心、调息等方式达到心静气和的目的，发挥人体自我调节和自我控制的作用。可采取瑜伽、气功、太极拳等。运动频度一般要求每周3 ～ 5次，每次持续30 ～ 60分钟。

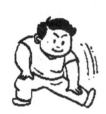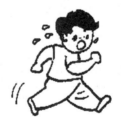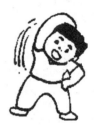

⑤ 培养业余爱好，休闲精神生活。现代社会生活节奏加快，工作竞争增多。高血压患者处于这样的生活、工作环境中，思想高度集中，精神长期紧张，这对于控制、稳定血压显然是不利的。为了缓解来自工作、生活的压力，适时放松紧张的精神状态，可有目的地培养一些清闲、优雅，能陶冶情趣，宁静心神的个人爱好和业余活动，如观赏花卉鱼草，欣赏轻松的音乐，练习书法绘画等，并可根据自己的体力情况适当参加一些诸如旅游、垂钓、跳舞等体育活动，从而达到消除紧张疲劳，放松心身的效果。

高血压饮食防治歌

高血压病不可怕，营养保健很重要；

控制能量防肥胖，维持体重不升降；

限制脂肪限制盐，肥肉咸食靠一边；

鱼鸡瘦肉和牛奶，优质蛋白要适量；

补钾补钙补维C，香蕉红枣奶第一；

多食蔬菜和粗粮，玉米芹菜是家常；

少量多餐不偏食，过饥过饱均不要；

饮茶戒烟又戒酒，清淡饮食功劳大；

香菇大蒜和木耳，防治血压有奇效；

心情愉快好饮食，坚持不懈保长寿。

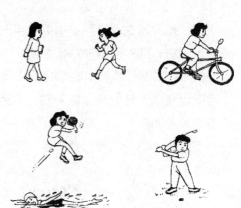

⑥ 高血压合并其他疾病

·高血压患者合并水肿、肾功能不全等适用无盐膳食；高血压危象患者或者合并心衰等适用低钠膳食，且应适当注意限制水分的摄入。无盐膳食和低钠膳食以及水的限制量需要遵循临床医师或营养师的指导。

无盐膳食：全天摄入钠1000毫克以内。

低钠膳食：全天摄入钠在500毫克以内。

·高血压患者合并高尿酸血症或痛风时，除遵循以上膳食原则外，还需要限制富含嘌呤的食物，优先选择第四类和第三类食物，尽量少食用第一类和第二类食物（见表2-12）。

表2-12　食物嘌呤含量分类

嘌呤含量（每100克食物）分类	食物举例
第一类 （150～1000毫克）	肝、脑、肾、胰脏、沙丁鱼、凤尾鱼、鱼子、胰脏、浓肉汤、肉精、火锅汤
第二类 （75～150毫克）	牛肉、牛舌、猪肉、绵羊肉、兔、鸭、鹅、鸽子、鹌鹑、野鸭、火鸡、野鸡、鲤鱼、鳕鱼、大比目鱼、鲈鱼、鳗鱼、贝壳类水产、扁豆、干豆类、鸡汤、肉汤、肝汤
第三类 （<75毫克）	四季豆、青豆、鲜豌豆、菜豆、菠菜、芦笋、菜花、龙须菜、蘑菇、青鱼、鲱鱼、鲑鱼、金枪鱼、白鱼、鳝鱼、龙虾、螃蟹、鸡肉、羊肉、花生、麦片、麦麸面包
第四类 （<30毫克）	奶类、奶酪、蛋类、水果、蔬菜类（除外第3类中的蔬菜）、可可、咖啡、茶、果汁饮料、豆浆、糖果、蜂蜜、精制谷类（如富强粉、精磨稻米等细粮）

注：以上数据来源于《现代临床营养学》，科学出版社，2009。

·高血压患者服用华法林等抗凝药物治疗时，需适当限制富含维生素K的食物，见表2-13。

表2-13　常见食物的维生素K含量　　　　　　　　　　　　　　　　单位：微克/100克可食部

食物名称	维生素K含量	食物名称	维生素K含量
芫荽叶（煮熟）	1510	大豆油	193
茶叶（绿色）	1428	韭菜（生）	190
紫菜	1385	芥菜（生）	170
苋菜叶（生）	1140	卷心菜（生）	145
香菜（熟）	900	菜籽油	141
薄荷叶（熟）	860	生菜（生）	122
甜菜叶（生）	830	蛋黄酱	81
甘蓝叶（生）	817	南瓜（去皮）	80
茄叶（熟）	700	开心果（干）	70
茄叶（生）	620	苹果皮（绿）	60
香菜（生）	540	卷心菜（绿）	57
菠菜叶（生）	400	人造黄油	51
马齿苋（生）	381	橄榄油	49
黄瓜皮（生）	360	大豆	47
芫荽叶（生）	310	四季豆（生）	47
佛手瓜叶（熟）	270	鳄梨（生）	40
西蓝花（熟）	270	芦笋（生）	40
西洋菜（生）	250	豌豆荚（生）	25
薄荷叶（生）	230	猕猴桃（生）	25
莴苣叶（生）	210	豌豆（熟）	23
葱（绿葱）	207	鲍鱼（生）	23
西蓝花（生）	205	扁豆	22
佛手瓜叶（生）	200	苹果（去皮）	20

注：以上数据来源于美国农业部国家营养数据库，2010。

·高血压患者合并糖尿病、慢性肾脏疾病以及妊娠高血压和儿童高血压患者，应听从临床医生和营养师的指导意见。

6.控制血压示范食谱

高血压的膳食主要是限制食盐（钠）的摄入量，多吃蔬菜水果，用粗粮代替细粮，选择低脂低胆固醇的食物。表2-14介绍了全天主副食品种和数量的参考分配量，如果已经有体重超重或肥胖的高血压患者，除了注意食物的选择外，还要控制食物的数量，全天能量的摄入量不宜超过2000千卡，同时保持30分钟的运动。

表2-14　全天主副食品种及参考分配

食物名称	每日量	餐次分配			
		早	午	晚	加餐
粮食（多选全麦或粗粮）	200～300克	25～50克	50～75克	50～75克	
脱脂牛奶或酸奶	300～500毫升	250毫升			150～250毫升
鱼、鸡、瘦肉类	50～100克		25～50克	25～50克	
鸡蛋	1个（中等大小）	1个			
新鲜蔬菜	500克	100克	200克	200克	
新鲜水果	200～350克				200～350克
烹调油	25～30毫升	5毫升	10～15毫升	10毫升	
食盐	3克	1克	2克	2克	

注：提供能量1500～2000千卡/日。加餐时间为上午9点半、下午3点和晚睡前的21点。

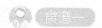 食谱一

早餐：牛奶（脱脂牛奶250毫升）

　　　煮鸡蛋1个

　　　花卷（标准粉50克）

　　　白干柿椒丝（白干15克，柿椒50克）

加餐：水果（梨150克）

午餐：蒸米饭（大米75克）

　　　清蒸草鱼（鱼肉80克）

　　　素炒油菜香菇（油菜100克，香菇15克）

　　　拌海带胡萝卜丝（海带30克，胡萝卜25克）

　　　虾皮紫菜汤（虾皮5克，紫菜2克，西红柿25克）

加餐：水果（橙子100克）

晚餐：馒头（标准粉50克）

　　　大米燕麦粥（大米15克，燕麦20克）

　　　肉片青笋木耳（猪瘦肉50克，青笋50克，木耳2克）

　　　素炒冬瓜（冬瓜150克）

营养成分小标签	
能量	1777千卡
蛋白质	80克
脂肪	44克
碳水化合物	263克
钠	1875毫克
钾	2387毫克
钙	790毫克
镁	381毫克

　　　　拌菠菜粉丝（菠菜100克，粉丝10克）

　　加餐：酸奶150毫升

　　全天用烹调油20克，食盐3克。

　　特点：减少用盐量的关键是采用了拌菜的方法。粗细粮搭配，脂肪低，富含膳食钾。胡萝卜、海带、冬瓜、青笋以及香菇和紫菜中富含钾和膳食纤维，有利于降低血压。

◇ 食谱二

　　早餐：牛奶1杯（脱脂牛奶250毫升）

　　　　发糕1块（面粉50克）

　　　　鸡蛋1个

　　　　糖醋心里美萝卜（萝卜50克）

　　加餐：苹果1个（约100克）

　　午餐：三鲜水饺（面100克，猪瘦肉50克，

　　　　虾皮5克，韭菜200克）

　　　　素炒菠菜（菠菜100克）

　　　　热拌金针菇黄瓜（金针菇25克，黄瓜100克）

　　加餐：香蕉1只（150克）

　　晚餐：窝头（玉米面25克）

　　　　紫米粥（紫米25克）

　　　　肉丝芹菜香干（肉25克，芹菜100克，香干50克）

　　　　百合南瓜（百合25克，南瓜50克）

　　　　蒸山药（100克）

　　加餐：酸奶150毫升

　　全日食盐3克，植物油25克。

营养成分小标签	
能量	1790千卡
蛋白质	73克
脂肪	52克
碳水化合物	257克
钠	1892毫克
钾	3359毫克
钙	1032毫克
镁	475毫克

　　注意事项：馅类食品中既有粮食，也有肉类和蔬菜，营养素比较全面。肉类馅料尽量多地搭配富含膳食纤维和矿物质的蔬菜，同时不妨再加一些富含可溶性纤维的食品，如香菇、木耳、银耳以及其他各种蘑菇，有利于减少胆固醇和脂肪

的吸收量。各种豆制品和鱼类也可以入馅，代替一部分肉类，有利于降低脂肪含量。同时还要注意，食用这些馅类食品时不宜再吃高脂肪菜肴，而应搭配清爽的凉拌蔬菜。

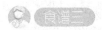 **食谱三**

早餐：豆浆1杯（250毫升）

　　　煮鸡蛋1个（50克）

　　　面包1个（面粉50克）

　　　什锦菜花（菜花100克，黄花菜、香菇、黑木耳、毛豆、鸡毛菜各少许）

加餐：橙子1个（100克）

午餐：米饭1碗（大米100克）

　　　清炖排骨海带（排骨100克，海带100克）

　　　素炒洋葱柿椒丝（洋葱100克，柿椒50克）

　　　清炒小白菜（小白菜150克）

加餐：苹果1个（100克）

晚餐：葱花饼2块（50克面）

　　　豆腐脑1碗（250毫升豆腐脑，肉末25 克）

　　　蒜茸茄泥（茄子200克）

　　　糖拌西红柿（150克）

加餐：酸奶150毫升

全日食盐3克，植物油20克。

营养成分小标签	
能量	1652千卡
蛋白质	68克
脂肪	62克
碳水化合物	202克
钠	1866毫克
钾	2695毫克
钙	808毫克
镁	358毫克

特点：洋葱有助于降血压，能减少外周血管和增加冠状动脉的血流量，预防血栓形成作用。而且具有对抗人体内儿茶酚胺等升压物质的作用，又能促进钠盐的排泄，从而使血压下降，经常食用对高血压、高脂血症和心脑血管病患者都有保健作用。午餐中的清炖排骨要去掉浮油，可减少脂肪的摄入量，利于减轻体重和控制血压。大蒜可帮助保持体内一种酶的适当数量而避免出现高血压。

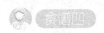 **食谱四**

早餐：牛奶1杯（脱脂牛奶250毫升）

煮鸡蛋1个（50克）

麻酱花卷1个（面粉50克）

拌芹菜丝黄豆（100克芹菜，15克黄豆）

加餐：小西红柿200克

午餐：米饭1碗（大米100克）

鸡丁炒柿椒白干丁1盘（鸡肉30克，豆腐干50克，柿椒100克）

素炒圆白菜（圆白菜200克）

拌双耳（水发白木耳15克，水发黑木耳15克）

加餐：香蕉（约150克）

晚餐：二米粥（大米10克，小米15克）

蒸红薯（75克）

清蒸鳕鱼（鱼75克）

蒜蓉芥蓝（芥蓝200克，大蒜适量）

苹果100克

加餐：酸奶150毫升

全日食盐3克，植物油20克。

营养成分小标签	
能量	1791千卡
蛋白质	88克
脂肪	46克
碳水化合物	254克
钠	1833毫克
钾	3468毫克
钙	1335毫克
镁	480毫克

特点：鱼肉中含有丰富的镁元素，对心血管系统有很好的保护作用。牛奶中钙的含量甚高，每100克牛奶中含钙120毫克，且牛奶中钙的吸收利用率高，所以多饮牛奶有助于平衡血压。另外，牛奶中丰富的钙对防治骨质疏松症也大为有益。

早餐：豆浆1碗（250毫升）

煮鸡蛋1个（约50克）

全麦面包（50克）

拌芹菜海带（芹菜50克，海带50克）

加餐：梨100克

午餐：米饭1碗（大米100克）

清蒸武昌鱼（鱼75克）

营养成分小标签	
能量	1762千卡
蛋白质	84克
脂肪	49克
碳水化合物	244克
钠	1643毫克
钾	3550毫克
钙	995毫克
镁	437毫克

香菇油菜（香菇20克，油菜200克）

热拌豆芽胡萝卜香菜（豆芽150克，胡

萝卜25克，香菜15克）

木耳豆腐汤（木耳2克，豆腐25克）

加餐：猕猴桃（100克）

晚餐：小米粥（小米25克）

蒸老玉米（150克）

烩鸡丝柿椒丝（鸡脯肉50克，柿椒100

克）

醋熘土豆丝（土豆丝150克）

五香毛豆（75克）

加餐：酸奶150毫升，桃100克

全日食盐3克，植物油25克。

特点：黄豆素有"豆中之王"的美称，黄豆富含亚油酸，具有降低血中胆固醇的作用，所以是预防高血压、冠心病、动脉粥样硬化等的良好食品。此外，黄豆内还含有丰富的B族维生素和钙、磷、铁等无机盐。干黄豆内虽不含维生素C，但发芽后能产生维生素C，在蔬菜淡季，可补充食用。

早餐：牛奶1杯（脱脂牛奶250毫升）

煮鸡蛋1个（50克）

烤面包（50克）

蒜茸拌莴笋条（莴笋100克）

加餐：甜橙100克

午餐：米饭1碗（大米100克）

木耳烩鱼片（水发木耳25克，草鱼片75

克）

素炒西红柿菜花（西红柿50克，菜花

150克）

蒜蓉苦瓜（150克）

营养成分小标签	
能量	1784千卡
蛋白质	77克
脂肪	46克
碳水化合物	263克
钠	1843毫克
钾	3415毫克
钙	1318毫克
镁	480毫克

青菜面疙瘩汤

加餐：苹果1个（150克）

晚餐：米饭1碗（大米100克）

　　　虾仁烩豆腐（虾仁50克，南豆腐100克）

　　　素炒菠菜（菠菜150克）

　　　葱油海带丝（100克）

加餐：酸奶150毫升，草莓100克

全日食盐3克，植物油25克。

特点：瓜类在营养成分上有一个共同的特点，就是高钾低钠，如黄瓜、冬瓜、南瓜、瓠瓜、丝瓜、甜瓜、西瓜。高钾膳食有助于降低高血压患者的血压。

 食谱七

早餐：牛奶1杯（250毫升）

　　　煮鸡蛋1个（50克）

　　　馒头（面粉50克）

　　　糖醋黄瓜（黄瓜150克）

加餐：香蕉150克

午餐：米饭（大米100克）

　　　青椒茭白炒鸡丝（青椒50克，茭白50克，鸡丝75克）

　　　香菇菜心（鲜香菇50克，油菜150克）

　　　蒸南瓜100克

　　　紫菜西红柿豆腐汤

加餐：苹果200克

晚餐：薏米大米粥（薏米20克，大米10克）

　　　玉米面窝头（玉米面25克）

　　　肉末海参豆腐（猪瘦肉末20克，海参50克，豆腐50克）

　　　拌生菜（生菜100克）

　　　素炒胡萝卜丝蒜苗（胡萝卜100克，蒜

营养成分小标签	
能量	1878千卡
蛋白质	74克
脂肪	52克
碳水化合物	272克
钠	1706毫克
钾	3235毫克
钙	1147毫克
镁	400毫克

苗25克）

加餐：酸奶150毫升，橙100克

全日食盐3克，植物油20克。

为了使饮食不单调，可选择多品种蔬菜搭配，在烹饪的方面多下工夫，日常饮食宜清淡，少吃高脂肪、高糖、高盐食物，多吃些鱼类、新鲜蔬菜和瓜果、豆类及豆制品等，以起到稀释血液、降低血压的作用。黑木耳、洋葱、柿子椒、香菇及草莓、菠萝、柠檬等还可以抑制血小板聚集、防止血栓形成；西红柿、橘子、生姜等具有的抗凝作用；香芹、胡萝卜、魔芋、山楂、紫菜、海带、玉米等具降脂作用。

三 ▶ 调节血脂的饮食营养窍门

高脂血症（或称血脂异常）是人体健康的"无声杀手"，由于其早期无症状以及人们对它的危害认识不足等原因，该病的知晓率、就诊率及达标率都比较低。近30年来，中国人群的血脂水平逐步升高，血脂异常患病率明显增加。据《中国成人血脂异常防治指南（2016年修订版）》报道，中国成人血脂异常总体患病率高达40.4%。人群血清胆固醇水平的升高将导致2010 ~ 2030年期间我国心血管病事件约增加920万。2012年全国调查结果显示，高胆固醇血症的患病率4.9%；高甘油三酯（TG）血症的患病率13.1%，低高密度脂蛋白胆固醇（HDL-C）血症的患病率33.9%。高脂血症与动脉粥样硬化的发生和发展、心肌梗死、冠心病等心血管疾病密切相关，尤其是血脂中的胆固醇更是在动脉粥样硬化的发生中起关键作用。大量的科学研究表明，降低血液中胆固醇水平不仅能显著减少心绞痛、心肌梗死等疾病发生的危险，而且是目前预防冠心病的一项最有效的措施。如果您存在血脂异常的情况，希望本篇内容会对您有帮助，使您远离高脂血症的困扰。

1.什么是高脂血症

人体血液中存在一些脂类物质，我们最熟悉的、最重要的就是胆固醇和甘油三酯（三酰甘油）。它们在人体中发挥着许多重要的生理功能，但当其在血液中含量过高的时候就成为一种疾病状态，称为高脂血症，包括高胆固醇血症、高甘油三酯血症等。由于脂肪类物质在血液中不能单独存在，它们都是与不同的蛋白质相结合，以"脂蛋白"的形式在血液中运输的，所以高脂血症也称为"高脂蛋白血症"，现在则倾向于称为"血脂异常"，因为这种疾病状态下并不是所有的脂蛋白都是增高的，有些反而是降低的，如高密度脂蛋白（HDL）。

"天使"和"魔鬼"：认识一下脂蛋白

血浆中的脂蛋白是脂类物质与蛋白质结合的复合体，按密度不同，可分为以下几种。

① 乳糜微粒（CM），主要来源于膳食中的脂肪。正常人餐后12小时，血浆中的乳糜微粒已完全被清除。餐后乳糜微粒的异常升高是冠心病的危险因素之一。

② 极低密度脂蛋白（VLDL），主要由肝脏合成。极低密度脂蛋白的异常升高也是冠心病的危险因素，并且常与胰岛素抵抗、肥胖、糖尿病等冠心病危险因素相伴随。

③ 低密度脂蛋白（LDL），是首要的具有致动脉粥样硬化作用的脂蛋白。

④ 高密度脂蛋白（HDL），是一种抗动脉粥样硬化的血浆脂蛋白，能将周围组织中（包括动脉壁内）的胆固醇转运到肝脏进行代谢，是冠心病的保护因子。

提示：高密度脂蛋白是降血脂的"天使"，低密度脂蛋白是导致高血脂的"魔鬼"，是"三大恶人"之首，其次为极低密度脂蛋白、乳糜微粒。

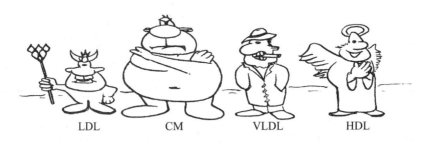

LDL   CM   VLDL   HDL

2. 如何确认高脂血症

（1）分类及诊断标准

血脂异常的临床分类和具体诊断标准如下。

① 高胆固醇血症：血中总胆固醇水平增高（TC ≥ 6.2mmol/L），而甘油三酯水平正常（TG < 2.3mmol/L）。

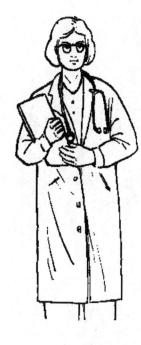

② 高甘油三酯血症：血中甘油三酯水平增高（TG ≥ 2.3mmol/L），而总胆固醇水平正常（TC ＜ 6.2mmol/L）。

③ 混合型高脂血症：血中总胆固醇和甘油三酯水平均增高（TC ≥ 6.2mmol/L，同时 TG ≥ 2.3mmol/L）。

④ 低 HDL-C 血症：血中高密度脂蛋白胆固醇水平降低（HDL-C ＜ 1.0mmol/L）。

提示：以上是临床上诊断血脂异常的最新标准（2016年）。早期检出血脂异常，监测其血脂水平变化，是预防动脉粥样硬化性心血管病的重要措施。为了及时发现血脂异常，建议：

① 20 ~ 40岁成年人至少每5年测量1次血脂（包括总胆固醇、低密度脂蛋白胆固醇、甘油三酯和高密度脂蛋白胆固醇）。

② 建议40岁以上男性和绝经期后女性每年检测血脂。

③ 动脉粥样硬化性心血管病患者及其高危人群，应每3 ~ 6个月测定1次血脂。

④ 因动脉粥样硬化性心血管病住院的患者，应在入院时或入院24小时内检测血脂。

血脂检查的重点对象包括：

① 有动脉粥样硬化性心血管病病史者。

② 有高血压、糖尿病、肥胖症、吸烟等多种心血管病危险因素者。

③ 有早发性心血管病家族史者（指男性一级直系亲属在55岁前或女性一级直系亲属在65岁前患缺血性心血管病），或有家族性高脂血症患者。

④ 皮肤或肌腱黄色瘤及跟腱增厚者。

（2）如何查看血脂化验单

与血脂有关的血液化验指标除了总胆固醇、甘油三酯以外，常用的还有以下几项。

① 高密度脂蛋白胆固醇（HDL-C）：与"天使"——高密度脂蛋白相结合的胆固醇，它对动脉粥样硬化的形成有对抗作用。高脂血症患者的HDL-C往往是降低的（＜1.04mmol/L或40mg/dL），有时也会表现为升高（≥1.55mmol/L或60mg/dL）或正常。

② 低密度脂蛋白胆固醇（LDL-C）：与"魔鬼"——低密度脂蛋白相结合

的胆固醇，这是与动脉粥样硬化和冠心病的发生密切相关的胆固醇，高脂血症患者多为升高（≥4.14mmol/L或160mg/dL）或边缘升高（3.37mmol/L≤LDL-C≤4.12mmol/L或130mg/dL≤LDL-C≤159mg/dL）。血液中60%~75%的胆固醇是通过低密度脂蛋白转运，低密度脂蛋白的水平直接和心血管疾病的危险因素相关联。

③ 载脂蛋白A1：作用与高密度脂蛋白胆固醇相似，是我们的"健康之友"。在高脂血症患者，载脂蛋白A1往往也是降低的（<1.0g/L）。

④ 载脂蛋白B：与低密度脂蛋白胆固醇相似，高脂血症患者多为增高（>1.1g/L）。

⑤ 脂蛋白a：与低密度脂蛋白胆固醇相似，被认为是一种具有很强的致动脉粥样硬化作用的脂蛋白。其值增高（>30mg/dL）预示发生冠心病的危险性较高。

3.为什么会发生高脂血症

高脂血症是一类由多因素所引起的疾病，是环境因素与遗传因素相互作用的结果，其中的环境因素主要是饮食因素，如高胆固醇饮食、高饱和脂肪酸饮食、高能量饮食等，其次是生活方式不当，如吸烟、缺乏运动等。

（1）饮食因素

① 能量摄入过多。平时食欲较好、饭量较大者多存在此因素。多余的能量以甘油三酯的形式储存于脂肪细胞中，引起肥胖。肥胖者血浆中甘油三酯、总胆固醇含量常升高，高密度脂蛋白含量常降低。

② 进食的脂肪过多和比例不当。喜吃油腻、油炸食物者往往摄入过多的脂肪，如果同时能量充足就容易引起高脂血症。另外， 食用的脂肪种类不同，产生的效果也不一样。

③ 胆固醇摄入过多。胆固醇主要存在于动物性食品中（参见附录四——常见食物中的胆固醇含量），如动物内脏（脑、肾、肝）、皮肤、蛋黄、鱼子、蟹黄、肥肉等，如进食过多，则导致血清胆固醇水平升高。

④ 碳水化合物摄入过多。特别是过多摄入富含蔗糖和果糖的甜食，可使血浆中甘油三酯含量增高。

（2）生活方式

① 缺乏运动和体育锻炼。经常运动和参加体力活动能够消耗体内大量的能量，既可以降低血浆中胆固醇和甘油三酯的含量，又可以提高高密度脂蛋白的水平，对

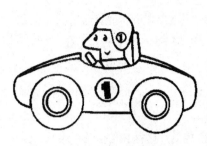

增强体质、预防动脉粥样硬化的发生是非常有益的。体育锻炼能预防冠心病的奥秘就在于它能提高体内HDL的水平，而多坐少动、四体不勤的生活方式就容易造成高脂血症。

② 嗜烟好酒。嗜烟者血清中总胆固醇及甘油三酯水平升高、HDL-C水平降低。适量饮酒虽可使血清中HDL明显增高，LDL水平降低，但大多数长期饮酒者都有高脂血症，因饮酒量增多，极易造成能量过剩而肥胖，同时酒能够抑制脂蛋白酶，可促进内源性胆固醇和甘油三酯的合成，导致血脂升高。

（3）遗传因素

遗传可通过多种作用途径引起血脂异常，多表现为家族聚集性，也可能为先天缺陷或代谢异常。遗传因素与环境因素存在相互作用，同样的饮食和生活方式条件下，具有遗传倾向者容易出现血脂异常。

（4）其他因素：年龄、性别

随着年龄的增加，老年人体内参与脂代谢的酶类活性降低，因而血浆中胆固醇含量增加。在45～50岁之前，女性的血浆中胆固醇一般低于男性，在绝经后则往往会高于男性，这可能是由于体内雌激素减少所致。

4.高脂血症的危害

高脂血症对身体的损害是隐匿性的、循序渐进的和全身性的，它的主要危害是导致动脉粥样硬化，进而引起冠心病，严重者表现为心绞痛、心肌梗死；如果发生在脑部的血管，则会引起脑卒中，即脑梗死、脑血栓、脑出血，严重威胁生命安全。

血脂中低密度脂蛋白胆固醇（LDL-C）的升高是心肌梗死的"元凶"、脑血栓的"帮凶"。低密度脂蛋白胆固醇会在血管里形成动脉粥样硬化斑块。斑块不断增大，使动脉逐渐狭窄甚至阻塞，引起心绞痛、心肌缺血、脑梗死。这些斑块就像是"不定时炸弹"，会在没有任何先兆的情况下破裂脱落，迅速堵塞血管，引发急性心肌梗死甚至猝死。

此外，高脂血症还可引发高血压、糖耐量异常和糖尿病，诱发胆结石、胰腺炎、脂肪肝、肝硬化，加重肝炎，导致男性性功能障碍、阿尔茨海默病（老年痴呆）、眼底出血、失明、周围血管疾病、肾衰竭等疾病。最新研究还提示高脂血症可能与癌症的发病有关。

5.十个降血脂的窍门

（1）控制进食量

使体重保持在正常范围内。对体重超重和肥胖者，应在医生指导下逐步减轻体重，最好以每月减重1～2千克为宜。

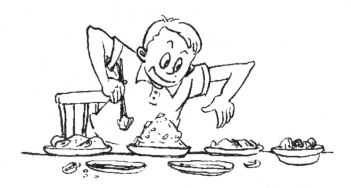

如何控制进食量？每个人的饭量有大有小，怎么来确定标准呢？首先，饭量主要是指主食的量。主食应以谷类为主，即俗称的"五谷杂粮"。对于高脂血症患者，基本原则可按七八分饱来掌握，或在原来主食量的基础上适当少吃几口，但也不可矫枉过正，造成明显的饥饿感，一般全天总量在200～300克，种类上注意粗细搭配，也可以土豆、薯类、南瓜等代替部分主食，并注意不要过多吃糖、甜食以及含糖多的饮料。

（2）低脂低胆固醇膳食

每人全天膳食中烹调油用量为20～30克（约2～3平汤匙），宜采用植物油，如豆油、玉米油、葵花子油、茶油、橄榄油、花生油、芝麻油等。也可食用中长链脂肪酸油脂，它能有效地控制体重和血脂。减少动物性脂肪如猪油、黄油、肥羊、肥牛、肥鸭、肥鹅等的摄入。提倡多吃海鱼，以保护心血管系统、降低血脂。同时要避免来自加工食品的反式脂肪酸，少用人造黄油、奶油蛋糕、糕点类食物、巧克力派、咖啡伴侣等食品。限制食物中胆固醇的总量非常重要，每日摄入胆固醇小于300毫克。含胆固醇高的食物如动物内脏、

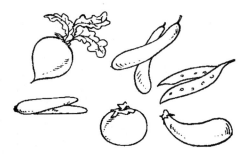

蛋黄、鱼子、鱿鱼、蟹黄等应严格限制。

（3）合理选择动物性食品

动物性食物可选择瘦肉、去皮禽类、奶类等，肉类可全天100 ~ 150克，奶类250克；推荐经常食用鱼类（可每周2次，特别是海鱼）、大豆及其制品来代替部分肉类，对降低胆固醇有利。

（4）食用富含膳食纤维的食物

如粗粮（如全麦、大麦、燕麦等）、蔬菜和水果等，可以减少肠内胆固醇的吸收，有调节血脂的作用，每日饮食应包含25 ~ 40克膳食纤维（其中7 ~ 13克为水溶性膳食纤维）。

（5）多吃富含维生素、无机盐的食物

应多吃鲜果和蔬菜，它们含维生素C、无机盐和纤维素较多，能够降低甘油三酯、促进胆固醇的排泄。最好每天进食新鲜蔬菜及水果达500克以上，并注意增加深色或绿色蔬菜比例。坚持低盐饮食，每日食盐6克以下。

（6）经常食用降脂食物

如酸牛奶、大蒜、洋葱、绿豆、山楂、香菇、蘑菇、平菇、金针菇、猴头、木耳、银耳、海带、紫菜、魔芋等。

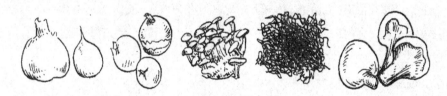

（7）改进烹调方法

多采用蒸、煮、炖、氽、熬等少油的烹调方法，少用油炸、油煎等方法。

（8）保持良好的饮食习惯

饥饱适度，切忌暴饮暴食，改变晚餐丰盛和入睡前吃夜宵的习惯，尽量避免饮酒。

（9）坚持运动

体力活动不仅能增加能量的消耗，而且可以增强机体代谢，提高体内某些脂代谢酶的活性，有利于甘油三酯的运输和分解，从而降低血脂。每周应坚持5 ~ 7次，每次30分钟中等强度以上的运动。运动时应量力而行，循序渐进增加运动量，并采取适合自己的运动方式，如步行或慢跑、游泳、爬山、打球、太极拳、骑自行车等。

（10）戒烟饮茶

尽量少吸烟，最好戒烟，不要再让健康在燃烧中消失。饮茶（绿茶、红茶等）等有利于控制体重和血脂，培养饮茶的习惯和爱好，每天饮用茶叶的量在2~5克。

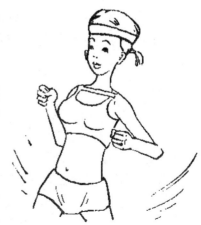

提示：高脂血症者，尤其40岁以上男性、肥胖者、绝经后女性或者合并高血压、糖尿病、冠心病等危险人群，均应定期化验血脂。当高脂血症确诊后，首先应进行饮食调整、生活方式改善以及影响因素的控制。在此基础上，可再根据需要选择药物治疗。

最后，让我们来概括一下如何选择食物帮助调节血脂。

① 适宜的食物：富含优质蛋白、低脂肪、低胆固醇、高纤维食物，包括鱼类、大豆及其豆制品、洋葱、大蒜、食用菌藻类、山楂、绿茶、橄榄油、茶油、脱脂奶、燕麦、全麦、糙米、玉米、荞麦、各种红黄绿色蔬菜、水果等。

② 禁用/少用的食物：各类高能量、高胆固醇和高脂肪的食物，包括肥肉、动物内脏、蛋黄、松花蛋、贝壳类（如蚌、螺蛳等）和软体类（如鱿鱼、墨鱼、鱼子等）、浓肉汤、油炸食品、腌制食品、火腿、奶油类食品、甜点心、人造黄油等。

6. 高脂血症治疗中的误区

误区一：体检查出高脂血症但没有临床症状和主观感觉，不必进行治疗。

医学研究证明，长期调脂治疗可以减少冠心病、心绞痛、心肌梗死、脑卒中的发生率和死亡率，减少糖尿病患者的致残率和早死率，因为血脂增高是一个缓慢的过程，而血脂的调整及降低、消除血脂升高带来的不良影响也需要一个持续作用的过程。正是因为如此，有的人不能长期坚持，以致病情逐渐加重，到了不可逆转的地步。因此高脂血症患者应根据自身的情况，选择适合自身的降脂疗法，千万不可听之任之，以免酿成严重后果。

误区二：按医嘱服药即可，不必忌口和限制饮食。

饮食治疗是高脂血症治疗的基础，无论是否采用药物治疗，首先必须进行饮食治疗。饮食治疗无效时或患者不能耐受时，应当结合药物治疗。在服用降脂药物期间也应注意饮食控制，以增强药物的疗效。

误区三：控制高脂血症，我只要做到低脂清淡饮食就可以了。

这种看法是片面的。一方面，低脂并不代表低能量，如果摄入过多的碳水化合物，一样可以转化为脂肪，出现高脂血症。另一方面，盲目的低脂也是不利于健康的，还要注意脂肪的类型，如适量的不饱和脂肪酸对降低血脂是有利的，而反式脂肪酸、饱和脂肪酸如果占比例较高则是不利的。

误区四：蛋黄含胆固醇太高，高脂血症患者不宜食用鸡蛋。

蛋黄中确实含胆固醇高（200～250毫克），但不至于因噎废食。蛋黄营养丰富，富含磷脂、脂溶性维生素以及磷、铁、硫等微量元素。一般的低胆固醇饮食要求全天不超过300毫克，所以完全可以隔日吃1个鸡蛋或每天吃半个；严格的低胆固醇饮食要求全天不超过200毫克时可以再适当限制。

误区五：橄榄油可降低血脂，应尽量多食用。

橄榄油中含有的单不饱和脂肪酸有降脂和调脂作用，但不能违背平衡膳食和适当能量的原则，即脂肪的总量和在膳食中所占的比例不能太高，全天总量不宜超过35克，否则仍是对健康不利的。

7. 调节血脂的示范食谱

以下为全天总能量在1300～1600千卡的一周参考食谱，您可以在营养师的指导下结合自身的情况进行调整后灵活应用。记住：食谱不是万能的，掌握以上所述的"十招降血脂"才是关键。

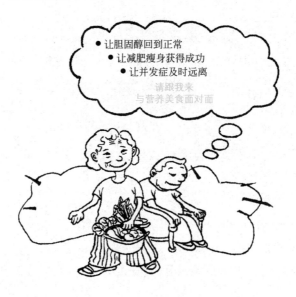

周一

早餐：鲜牛奶250克

　　　煮鸡蛋白1个（30克）

　　　炝圆白菜丝（80克）

　　　面包2片（面粉40克）

　　　绿豆粥1碗（大米15克，绿豆10克）

午餐：汆丸子冬瓜（猪瘦肉50克，冬瓜100克）

　　　肉片鲜蘑油菜（猪瘦肉50克，鲜蘑100克，油菜50克）

　　　素炒豆芽韭菜（豆芽100克，韭菜25克）

　　　米饭75克（大米75克）

　　　小窝头1个（玉米面25克）

下午加餐：西瓜2块（400克）

晚餐：清蒸鲈鱼（75克）

　　　素炒三丝（土豆、胡萝卜、柿椒各50克）

　　　馒头1个（面粉50克）

　　　二米南瓜粥1碗（大米15克，小米10克，南瓜50克）

晚上加餐：香蕉1个（150克）

全天烹调油25克，盐6克。

营养成分小标签	
能量	1716千卡
蛋白质	75克
脂肪	42克
碳水化合物	259克
胆固醇	204毫克
膳食纤维	12克

周二

早餐：豆浆200毫升

　　　煮鸡蛋1个

　　　拌菠菜粉丝（菠菜80克，粉丝10克）

　　　花卷1个（面粉30克）

　　　大米粥1碗（大米20克）

午餐：肉丝青菜面条（猪瘦肉25克，小白菜25克，面粉50克）

　　　牛肉丝葱头（牛肉50克，洋葱100克）

　　　素炒青笋木耳（青笋100克，木耳10克）

营养成分小标签	
能量	1712千卡
蛋白质	73克
脂肪	48克
碳水化合物	249克
胆固醇	425毫克
膳食纤维	16克

紫米馒头1个（黑米面、小麦粉各25克）

下午加餐：葡萄150克

晚餐：肉丝扁豆丝（猪瘦肉50克，扁豆100克）

烩西红柿菜花（西红柿75克，菜花75克）

馒头1个（面粉50克）

烤红薯1个（100克）

小米粥1碗（小米15克）

晚上加餐：酸奶200克

全天烹调油25克，盐6克。

 周三

早餐：牛奶燕麦粥（鲜牛奶250毫升，燕麦片20克）

椒油土豆丝（50克）

小笼包子3个（面粉50克，猪瘦肉30克，大葱30克）

午餐：白灼虾（海白虾75克）

肉末茄子（猪瘦肉25克，茄子100克）

蒜茸西蓝花（100克）

米饭2两（大米100克）

青菜蛋花汤（油菜25克，鸡蛋10克）

下午加餐：哈密瓜1块（150克）

晚餐：水饺（猪肉75克，白菜150克，面粉100克）

蒜茸木耳菜（100克）

拌黄瓜（100克）

晚上加餐：芒果1个（150克）

全天烹调油25克，盐6克。

营养成分小标签	
能量	1757千卡
蛋白质	80克
脂肪	45克
碳水化合物	258克
胆固醇	291毫克
膳食纤维	11克

 周四

早餐：豆浆200克

煮鹌鹑蛋2个

拌莴笋丝（60克）

金银卷1个（小麦粉、玉米粉各20克）

红豆粥1碗（大米15克，红小豆10克）

午餐：红烧平鱼（75克）

炒鸡丁柿椒丁（鸡胸脯肉25克，柿椒75克）

素炒小白菜（100克）

米饭2两（大米100克）

西红柿紫菜汤（西红柿50克，紫菜2克）

下午加餐：苹果1个（150克）

晚餐：肉末西葫芦（猪瘦肉25克，西葫芦100克）

熬白菜豆腐（白菜100克，豆腐100克）

青菜汤面（面粉75克，油菜25克）

小窝头1个（玉米面25克）

晚上加餐：酸奶200克

全天烹调油25克，盐6克。

营养成分小标签	
能量	1709千卡
蛋白质	75克
脂肪	48克
碳水化合物	244克
胆固醇	174毫克
膳食纤维	15克

周五

早餐：鲜牛奶250克

炝白干柿椒丝（白干25克，柿椒50克）

面包2片（面粉40克）

大米粥1碗（大米20克）

午餐：清炖排骨海带（排骨75克，海带100克）

肉丝茭白（猪瘦肉50克，茭白100克）

蒜茸油麦菜（100克）

米饭2两（大米100克）

下午加餐：梨150克

晚餐：肉丝蒜苗木耳（猪瘦肉50克，蒜苗100克，木耳5克）

营养成分小标签	
能量	1773千卡
蛋白质	70克
脂肪	55克
碳水化合物	250克
胆固醇	234毫克
膳食纤维	13克

　　　　蒜茸丝瓜（100克）

　　　　馒头1个（面粉50克）

　　　　蒸玉米半个（75克）

　　　　紫米粥1碗（大米15克，黑米10克）

晚上加餐：橙子1个（150克）

全天烹调油25克，盐6克。

周六

早餐：鲜牛奶250克

　　　拌西芹（50克）

　　　小包子2个（面粉40克，猪肉20克，大
　　　葱20克）

　　　小米粥1碗（小米20克）

午餐：红烧鸡块土豆（鸡块75克，土豆100克）

　　　肉丝苦瓜（猪瘦肉50克，苦瓜100克）

　　　香菇油菜（香菇10克，油菜100克）

　　　米饭100克（大米100克）

　　　西红柿青菜汤（西红柿50克，青菜25
　　　克）

下午加餐：桃子1个（150克）

晚餐：肉丝豇豆（猪瘦肉50克，豇豆100克）

　　　蒜茸菜心（100克）

　　　馒头1个（面粉50克）

　　　蒸芋头（100克）

　　　绿豆粥1碗（大米15克，绿豆10克）

晚上加餐：西瓜400克

全天烹调油25克，盐6克。

营养成分小标签	
能量	1815千卡
蛋白质	78克
脂肪	46克
碳水化合物	272克
胆固醇	220毫克
膳食纤维	16克

周日

早餐：豆浆200毫升

煮鸡蛋1个（50克）

蒜茸小白菜粉丝（小白菜50克，粉丝10克）

发面饼1个（面粉50克）

午餐：清炖羊肉胡萝卜（羊肉50克，胡萝卜100克）

肉丝豆角（猪瘦肉25克，豆角100克）

醋熘大白菜（150克）

米饭100克（大米100克）

下午加餐：猕猴桃1个（100克）

晚餐：小馄饨（面粉50克，猪瘦肉25克）

牛肉末山药（牛肉50克，山药100克）

素烩西红柿茄片（西红柿100克，茄子75克）

馒头1个（面粉50克）

晚上加餐：酸奶200克

全天烹调油25克，盐6克。

营养成分小标签	
能量	1791千卡
蛋白质	78克
脂肪	48克
碳水化合物	263克
胆固醇	435毫克
膳食纤维	14克

四 控制痛风的饮食营养对策

痛风，是一种古老的疾病，以关节炎为主要表现，发作时非常疼痛，是关节炎中疼痛最严重的一种，有时甚至连走路都有困难，但在疾病早期即使不治疗也会在数天内自然痊愈，来去如风，因此人们称之为痛风。就像古人曾在漫画中表现的那样，痛风像一个狼吞虎咽的恶魔，正在吞噬一个大踇趾。

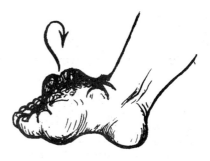

1.什么是痛风？

痛风是与遗传有关的嘌呤代谢紊乱所引起的疾病，其主要特点为：

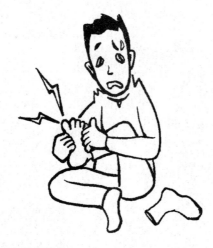
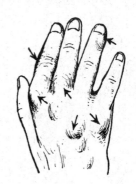

① 血尿酸增多；

② 关节疼痛或肿胀；

③ 痛风结石。

痛风是由于尿酸的过量生产或排出减少引起的尿酸堆积，尿酸结晶堆积在软骨、软组织、肾脏以及关节处。尿酸结晶在关节处沉积引起的痛风性关节炎会造成剧烈的疼痛。痛风好发于男性肥胖者。

2.痛风诊断标准

2015年，美国风湿病学会（American College of Rheumatology，ACR）和欧洲抗风湿联盟（European League Against Rheumatism，EULAR）协作推出了痛风诊断的新标准，包含3个项目，8个条目共计23分（表2-15），但只需满足8分即可诊断为痛风。

表2-15　2015年美国风湿病学会/欧洲抗风湿联盟痛风分类标准

步骤	内容
步骤1：适用标准（符合此条标准者才进入下列步骤）	至少1次外周关节或滑囊发作肿胀、疼痛或触痛
步骤2：确诊标准（符合此条即可诊断为痛风，不需进行步骤3）	在有症状发作过的关节液或关节囊中检查出尿酸盐结晶，或存在痛风石者
步骤3：评分标准（不符合确诊标准时，适合下列分类标准）	
临床特点	评分
症状发作时受累关节类型	
踝关节或足中段（未累及第一跖趾关节）	1分

续表

第一跖趾关节受累	2分
a.受累关节红肿（患者报告或医生观察到） b.受累关节不能耐受触摸或按压 c.受累关节导致行走困难或活动功能障碍	
符合上述1项特点	1分
符合上述2项特点	2分
符合上述3项特点	3分
关节疼痛发作时间特点（符合下列3条中2条，且与抗炎治疗无关，称为1次典型发作） a.疼痛在24小时内达高峰 b.症状在14天内缓解 c.发作间期症状完全缓解	
曾有1次典型发作	1分
曾有2次及以上典型发作	2分
痛风石的临床证据：皮下结节呈"粉灰样"或有浆液，通常上覆血管，典型好发部位为关节、耳郭、鹰嘴囊、指腹、肌腱（如跟腱）	
无痛风石	0分
有痛风石	4分
理想状态下应在患者未服降尿酸药物且在急性发作4周后进行检测，如有可能，上述情况需复测，记录取高值	
＜4mg/dL（＜0.24mmol/L）	−4分
4～6mg/dL（0.36～0.48mmol/L）	0分
6～8mg/dL（0.36～0.48mmol/L）	2分
8～10mg/dL（0.36～0.48mmol/L）	3分
≥10mg/dL（0.36～0.48mmol/L）	4分
关节液分析：由有经验的医生对有症状的关节或滑囊进行穿刺及偏振光显微镜镜检	
未检查	0分
尿酸钠晶体阴性	−2分

影像学特征

（曾）/有症状的关节或滑囊处尿酸钠晶体的影像学证据：关节超声"双轨征"，或双能CT的尿酸钠晶体沉积	有	4分
	无	0分
痛风相关关节破坏的影像学证据：手/足X线存在至少1处骨侵蚀（皮质破坏，边缘硬化火边缘突出）	有	4分
	无	0分

3 痛风与饮食的关系

① 血液中尿酸长期增高（高尿酸血症）是痛风发生的关键原因。

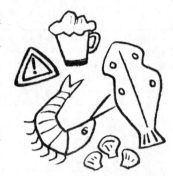

② 尿酸是嘌呤代谢的产物。食物中所含的嘌呤类成分经过消化与吸收后，在体内代谢生成尿酸，导致血尿酸升高，但这部分只占1/3，人体亦可自身合成尿酸。

③ 体内尿酸排出减少，也会使尿酸在血液中聚积，产生高尿酸血症。

④ 饮酒或暴食高嘌呤食物往往会诱发痛风的急性发作。

4.痛风控制的目标

① 使体重达到标准体重。

② 限制食物嘌呤的摄入，减少尿酸的生成。

③ 多饮水，促进尿酸的排出。

5.痛风控制的招数

控制痛风发作除药物控制外，应注意饮食，饮食控制的目的就是减少外源性尿酸的来源，促进体内尿酸的排泄。以下支八招帮您减少痛风发作。

（1）保持适宜的体重

保持体重在标准体重范围内，肥胖者应节食减肥。如果要减体重应循序渐进，切忌减得过快，体重减轻应以每星期减少500克为宜。

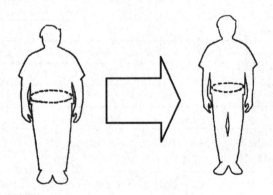

（2）饮食清淡且少油

由于每克脂肪产生的能量约为碳水化合物和蛋白质的2倍，且脂肪有阻碍肾脏排泄尿酸的作用，因此烹调油的用量控制在20～25克/天，忌用油脂肥厚的食物。

花生、核桃、葵花子等坚果类含脂肪多，不宜多用，每天不超过15克。

动物性食物要选择含脂肪少的，烹调用油选用植物油而不用动物油，并采用油少的烹调方法，如余、煮、炖、拌、卤等，以减少用油量。

此外，还应注意吃禽肉时将外皮和脂肪层去除，少用或不用咸肉、香肠、腊肠和其他绞肉制熟食品、动物内脏。食盐的用量每天不超过6克。

（3）肉、蛋、奶、豆要适量

为保证机体基本代谢需要，每天应保证足够的蛋白质摄入，但是摄入过多可使体内产生过多的尿酸。

① 蛋类和奶类：含嘌呤很低，是痛风患者最好的蛋白质来源，应优先选用。

② 肉、鱼、禽类：限量食用，因嘌呤易溶于汤中，可将肉、禽类少量经煮沸后弃汤后食用。

③ 干豆类及豆制品：要限制干豆类食物的摄入，如大豆、豌豆、扁豆等；可偶尔少量食用豆腐、豆浆等豆制品。

（4）米面搭配且充足

主食是提供人体能量消耗的主要来源，应保证充足且米面搭配，以细粮为主。

小提示：不同类食物的嘌呤含量区别较大，海产品类和肉汤类食物中含嘌呤最高，牛奶、鸡蛋和蔬菜水果含量最低（蔬菜中豆类、菠菜、菜花、菌类食物嘌呤含量也较高）。

（5）高嘌呤食物要少吃

动物内脏、浓肉汤、鱼子、脑、沙丁鱼、凤尾鱼等含嘌呤很高，应避免食用；菠菜、菌类、豆类也应少用。

（6）多食新鲜蔬菜和水果

要多食新鲜蔬菜和水果，每天至少进食新鲜蔬菜500克，水果200克为好。但要注意避免食用含嘌呤丰富的蔬菜，如菠菜、菜花、菌类食物等。

（7）大量饮水

大量饮水可促进尿酸的排出，可适当饮用果汁、饮料等变换口味，每天应在2000毫升以上。

（8）禁酒

过量饮酒可使血尿酸增高，诱发痛风的发作。以啤酒尤其明显。早在1876年

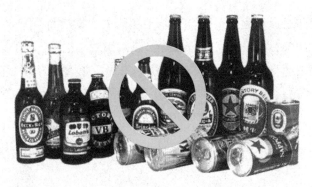

就发现酒类与高尿酸血症和痛风有关，并经过多次临床研究证明，过度饮酒和过度
进食可导致高尿酸血症及痛风关节炎加重。

外出应酬时怎么办?

外出进餐时注意选择清淡食物，不选择油炸食品，忌饮酒，以茶代酒。选择适
量鱼和瘦肉类，少用含脂肪高的肥肉制品、五花肉、肉排、炸薯条和奶油。不吃高
能量的饼干、蛋糕等甜点心，多选择新鲜水果和蔬菜。进餐时，可用温开水涮后再
吃（涮掉菜中的油和盐）。

6 食物选择

食物按嘌呤含量高低可分为4类（表2-12），目前主张避免嘌呤过高的食物，
在药物的控制下，可不必计较其绝对嘌呤含量。

如果您正处在痛风的急性发作期，则需注意：

只能采用牛奶、鸡蛋（特别是鸡蛋白）、精制谷类及嘌呤少的蔬菜，多食水果
及大量饮水，禁饮酒和禁用一切肉类及嘌呤含量丰富的食物（禁用第一、第二、第
三类食物，任意选用第四类食物）。

如果您处在痛风的缓解期，则需注意：

采用正常平衡膳食以维持理想体重。食物的选择上禁用第一类食物，禁饮酒和
限量选用第二、第三类食物，其中肉、鱼、禽类每天最多食用100克，也可采用水
煮肉的方法，弃汤只食肉以减少嘌呤的摄入。此外，可任意选用第四类食物。

7 控制尿酸的示范食谱

急性期食谱举例

早餐：牛奶243毫升

      馒头50克

拌莴笋丝50克

午餐：米饭（大米100克）

　　　西红柿烩蛋白丁（西红柿100克，鸡蛋白两个60克）

　　　清炒油菜150克

加餐：苹果200克

晚餐：素包子（面100克，蛋清60克，韭菜100克，粉丝20克）

　　　拌苋菜150克，青菜汤

晚加餐：酸奶150毫升

全天烹调油15克，盐6克。

营养成分小标签	
能量	1603千卡
蛋白质	58克
脂肪	28克
碳水化合物	278克

① 周一

早餐：牛奶243毫升

　　　鸡蛋1个

　　　咸面包50克

　　　拌圆白菜50克

午餐：米饭（大米100克）

　　　肉丝苦瓜（瘦肉50克，苦瓜100克）

　　　蒜茸木耳菜150克

加餐：梨200克

晚餐：西红柿鸡蛋面（面50克，鸡蛋半个，西红柿50克）

　　　馒头50克

　　　肉丝胡萝卜丝蒜苗（猪瘦肉50克，胡萝卜100克，蒜苗25克）

　　　素炒生菜150克

晚加餐：酸奶150毫升

全天用烹调油15克，食盐6克。

营养成分小标签	
能量	1642千卡
蛋白质	71克
脂肪	44克
碳水化合物	241克

② 周二

早餐：牛奶243毫升

鸡蛋1个

馒头50克

蒜茸豇豆50克

午餐：米饭（大米100克）

肉丝蒜苗（瘦肉50克，蒜苗100克）

蒜蓉油麦菜150克

加餐：橙子200克

晚餐：米饭（大米100克）

汆丸子小白菜（肉50克，小白菜100克）

清炒西葫芦150克

晚加餐：牛奶243毫升

全天用烹调油15克，食盐6克。

营养成分小标签	
能量	1664千卡
蛋白质	70克
脂肪	40克
碳水化合物	256克

③ 周三

早餐：牛奶243毫升

鸡蛋1个

发糕50克

拌三丝（胡萝卜25克，窝笋25克，粉丝5克）

午餐：水饺（面粉100克，肉50克，韭菜100克）

拍黄瓜150克

加餐：苹果200克

晚餐：米饭（大米100克）

彩椒鸡柳（鸡肉50克，彩椒100克）

素烩丝瓜150克

晚加餐：牛奶243毫升

全天用烹调油15克，食盐6克。

营养成分小标签	
能量	1601千卡
蛋白质	68克
脂肪	39克
碳水化合物	243克

④ 周四

早餐：牛奶243毫升

鸡蛋1个

小花卷2个（50克）

蒜茸苦瓜50克

午餐：米饭（大米100克）

鸡丁黄瓜（鸡胸脯肉50克，黄瓜100克）

扒菜心150克

加餐：柚子200克

晚餐：米饭（大米100克）

肉片笋片木耳（肉50克窝笋100克木耳5克）

蒜茸盖菜150克

晚加餐：牛奶243毫升

全天用烹调油15克，食盐6克。

营养成分小标签	
能量	1629千卡
蛋白质	70克
脂肪	39克
碳水化合物	248克

⑤ 周五

早餐：牛奶243毫升

鸡蛋1个

馒头50克

拌土豆丝50克

午餐：包子（面粉75克，肉50克，白菜100克）

素炒圆白菜柿椒（圆白菜100克柿椒50克）

紫菜鸡蛋汤（鸡蛋半个，紫菜10克）

加餐：桃200克

晚餐：米饭（大米100克）

西红柿炒蛋白（西红柿100克，蛋白3个）

炒蒿子秆150克

晚加餐：酸奶150毫升

全天用烹调油15克，食盐6克。

营养成分小标签	
能量	1687千卡
蛋白质	77克
脂肪	41克
碳水化合物	250克

⑥ **周六**

早餐：牛奶250毫升

　　　鸡蛋1个

　　　馒头50克

　　　炝黄瓜50克

午餐：米饭（大米100克）

　　　酿苦瓜（瘦肉50克，苦瓜100克）

　　　素炒苋菜150克

加餐：西瓜200克

晚餐：米饭（大米100克）

　　　肉丝豇豆（瘦肉50克，豇豆100克）

　　　素炒小白菜150克

晚加餐：牛奶243毫升

全天用烹调油15克，食盐6克。

营养成分小标签	
能量	1629千卡
蛋白质	71克
脂肪	39克
碳水化合物	246克

⑦ **周日**

早餐：牛奶243毫升

　　　鸡蛋1个

　　　馒头50克

　　　蒸茄泥50克

午餐：米饭（大米100克）

　　　蒸白菜肉卷（肉50克，白菜100克）

　　　清炒小油菜150克

加餐：芦柑200克

晚餐：米饭（大米100克）

　　　肉丝柿椒丝（肉50克，柿椒100克）

　　　蒜茸芥蓝150克

晚加餐：牛奶243毫升

全天用烹调油15克，食盐6克。

营养成分小标签	
能量	1630千卡
蛋白质	69克
脂肪	38克
碳水化合物	251克

五 正确对待冠心病

根据世界卫生组织统计，心脑血管疾病是危害人类生命和健康的第一杀手，而冠心病是其中的罪魁祸首之一。40多年前，美国冠心病的发病率和死亡率一度上升很快。自20世纪60年代以后，冠心病的发病率和致残率却有大幅度的下降。究其原因，多数学者认为，主要归功于生活方式的改善，即减少胆固醇的摄入和控制吸烟等，从而降低了发生冠心病的危险因素。

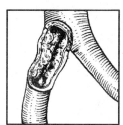

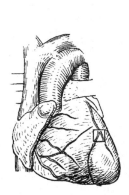

在我国，随着生活水平的提高，由于膳食结构不合理、高脂血症、高血压、糖尿病、肥胖和超重、吸烟等易患因素的影响，冠心病的发病率和致残率呈逐年上升的趋势。大量流行病学调查资料表明，目前冠心病已成为中国成人住院和死亡的主要原因，而发病年龄更趋向年轻化。

1.什么是冠心病?

冠心病又称冠状动脉粥样硬化性心脏病，是指心脏的冠状动脉管壁内，有大量胆固醇沉积所形成的一种病理变化。冠状动脉发生严重粥样硬化或痉挛，使冠状动脉狭窄或阻塞，以及血栓形成造成管腔闭塞，导致心肌缺血、缺氧或梗死。冠心病的主要临床表现是心肌缺血缺氧而导致的心绞痛、心律失常，严重者可发生大面积的心肌坏死，危及生命。

2.什么人容易患冠心病?

目前公认男性40岁、女性45岁以上的中老年人，有过早患冠心病的家族史、吸烟（现吸烟≥10支/日）、高血压、高脂血症、糖尿病、肥胖和超重、有明确的脑血管或周围血管阻塞的既往史，其中，高血压、高胆固醇及吸烟被认为是冠心病最主要的3个危险因素。除性别、年龄和家族史外，其他危险因素都是可以预防和治疗的。

（1）吸烟

吸烟是动脉粥样硬化的一个独立危险因素。吸烟可以引起心肌梗死和冠心病性猝死。吸烟还能使血浆纤维蛋白原升高促使血栓形成。吸烟导致冠心病的危险与吸烟量成正比；吸纸烟比吸其他种类的烟危险性大；戒烟可使冠心病的危险性降低。

（2）糖尿病

糖尿病是冠心病的危险因素，糖尿病患者往往伴有一系列脂质代谢异常，使冠心病发病的危险大大增高。

（3）高血压

血压升高对冠心病的作用是连续增大的，血压正常偏高者与血压正常者相比，冠心病的发病危险显著增大。无论在西方或东方人群中，血压升高都是冠心病发病的重要危险因素，在东方人群中其作用更强。我国研究资料表明：收缩压每增高1.33kPa（10mmHg），9年内的心肌梗死或冠心病猝死的危险增加28%；舒张压每增高0.66kPa（5mmHg），9年内得心肌梗死或冠心病猝死的危险增高24%。

（4）超重和肥胖

超重与肥胖是冠心病的独立危险因素，BMI每增加1，冠心病发病的相对危险增高12%。肥胖者摄取过多的能量，在体重增加的同时，使心脏负荷和血压均升高；高能量的饮食习惯，使胆固醇、甘油三酯和血压升高，促使冠状动脉粥样硬化的形成和加重；肥胖者体力活动减少，妨碍了冠状动脉粥样硬化侧支循环的形成；肥胖者常使机体对胰岛素产生抵抗，容易形成糖尿病。近来的研究发现，以腹部肥胖为特征的向心性肥胖反应了内脏脂肪的蓄积，对冠心病具有更大的危险性。向心性肥胖的程度可以用腰围/臀围比值来衡量，此比值简称WHR，高脂血症、高血压、糖尿病无一不是动脉粥样硬化的危险因素，冠心病便接踵而至。

（5）长期久坐缺少运动

调查发现，久坐的人发生高脂血症的可能性比频繁体力劳动者大。

小常识一：人体内胆固醇有两个来源，一是从食物中吸收，称为外源胆固醇；

二是体内合成，称为内源胆固醇。肝脏合成胆固醇的速度最快、最多，其次是小肠。人对饮食中胆固醇的吸收率有相当大的差异，食物中胆固醇的吸收特点是在一定范围内随着食物胆固醇含量的增加而吸收增加，食物中胆固醇含量超过一定量后再增加时，被吸收的量不随胆固醇含量增加而增多。

正常情况下，胆固醇在血液中维持一个恰当的水平。当脂质代谢发生异常或膳食胆固醇摄入量超过身体调节能力时，血液中的胆固醇浓度就会升高并逐渐在血管内壁上沉积而引起血管腔狭窄和心脑血管病，这时，除药物治疗外还应限制富含胆固醇的食物。但在脂质代谢正常的情况下无须过分限制，因为胆固醇也是人体不可缺少的营养物质。

小常识二：高胆固醇血症是指血清总胆固醇水平升高（TC＞5.7mmol/L）。胆固醇包括高密度脂蛋白胆固醇（HDL-C）和低密度脂蛋白胆固醇（LDL-C），高密度脂蛋白胆固醇俗称"清道夫"或"好胆固醇"，它能把人体组织中的胆固醇转运到肝内进行清除，可以防止动脉粥样硬化斑块的形成，因此是冠心病的保护因素，如果HDL-C达到1.6mmol（60mg/dL）被认为对冠心病有预防作用。还有一种胆固醇称为低密度脂蛋白胆固醇，它是"坏分子"，因为它容易钻到血管壁的上皮细胞下面，沉淀到血管壁上，形成像粥样的动脉硬化斑块，使血管腔狭窄或阻塞。在东方人群中，血清中的TC每升高0.6mmol/L，冠心病发生的相对危险性就增加34%。

建议：平均每天膳食中提供的胆固醇应限制在300毫克以下。

具体方法是：烹调菜肴时，应尽量少用肥肉、动物内脏、动物脑和脊髓、肉皮及蛋黄（每只鸡蛋蛋黄含250～300毫克胆固醇）、贝壳类（如蚌、螺蛳等）和软体类（如鱿鱼、墨鱼等）；胆固醇高的人一周蛋黄不超过两个。

小常识三：植物固醇是构成细胞膜的重要成分，其分子结构与胆固醇相似，竞争性抑制肠内胆固醇脂的水解，促进其从粪便中排泄。植物固醇竞争性地占胆固醇的位置，影响胆固醇与肠黏膜细胞接触的机会，因此妨碍其吸收。每天摄入2.6克植物固醇能降低10%左右的血TC，其食物来源有黑麦、燕麦、坚果（如芝麻、葵花子）、玉米、胡萝卜、苹果等。

3.怎样早期发现冠心病

如果您存在上面提到的冠心病的危险因素，在日常生活中就要注意，如果出现下列情况，应及时就医，尽早发现冠心病。

① 劳累、精神紧张、体力活动时出现胸骨后或心前区闷痛，或紧缩样疼痛，

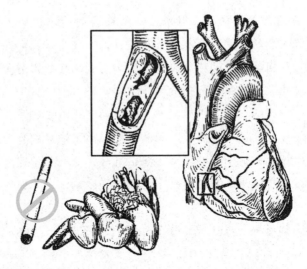

并向左肩、左上臂放射，持续3～5分钟，休息后自行缓解者。

② 出现与运动有关的头痛、牙痛、腿痛等。

③ 饱餐、寒冷或看惊险影片时出现胸痛、心悸者。

④ 夜晚睡眠枕头低时，感到胸闷憋气，需要高枕卧位方感舒适者；熟睡，或白天平卧时突然胸痛、心悸、呼吸困难，需立即坐起或站立方能缓解者。

⑤ 性生活或用力排便时出现心慌、胸闷、气急或胸痛不适。

⑥ 听到噪声便引起心慌、胸闷者。

⑦ 反复出现心律不齐，不明原因心跳过速或过缓者。

为及早发现冠心病，建议您定期检查血压、血糖、血脂。

冠心病的防治原则：

① 生活规律，早睡早起；

② 身心愉快，避免紧张；

③ 饮食调节，平衡膳食；

④ 戒烟少酒，劳逸结合；

⑤ 体育锻炼，积极治疗。

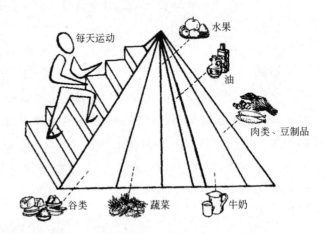

4.膳食脂肪酸与冠心病有何关系

过去我们常说，要预防肠道传染病的发生，就必须讲究卫生，谨防病从口入。现在要预防心脑血管疾病，也必须把好"病从口入"关。因为不良的饮食习惯和不合理的膳食结构与"现代病"的发生密切相关。大规模的人群调查表明，不合理的膳食结构是引起动脉粥样硬化的重要因素。早在1912年俄国学者给家兔喂养高胆固醇食物，造成实验性动脉粥样硬化的动物模型。在建立模型的过程中发现，先有血脂的异常升高，继之发生动脉粥样硬化，这说明不合理的膳食结构可以引起动脉粥样硬化，而血清胆固醇的含量与脂肪酸的摄入量和种类有密切关系。

（1）饱和脂肪酸

主要存在于动物油脂（如肥肉、奶油）、椰子油、可可油等中。饱和脂肪酸（SFA）进食过多，可使甘油三酯升高，脂肪容易沉积在血管壁上，增加血液的黏稠度，并有加速血液凝固作用，促进血栓形成；还能促进胆固醇吸收和肝脏胆固醇的合成，使血清总胆固醇（TC）水平升高，也可使LDL-C及HDL-C升高，因此应减少食用这类脂肪酸。

（2）单不饱和脂肪酸

多存在于橄榄油、茶油、棕榈油中，适量摄入有利于调节血脂水平，对防治高脂血症有益。用单不饱和脂肪酸（MUFA）替换膳食中的SFA，可以降低血清TC和LDL-C的同时，甚至可以稍增加血清HDL-C。橄榄油中的脂肪酸以油酸为主，含量为75%。我国南方盛产的茶油，也含大量的油酸，约78%。油酸是MUFA。实验研究发现，它还能抗血小板凝集，减少主动脉粥样斑块的形成。在植物油中含中等量油酸的是棕榈油（44.4%）、米糠油（43.3%）、花生油（40.4%）、色拉油（39.2%）、芝麻油（38.0%）；而含油酸较低的是玉米油（27.4%）、棉子油（25.2%）、豆油（22.4%）、菜籽油（20.2%）、葵花子油（19.1%）。

（3）多不饱和脂肪酸

多存在于大豆油、玉米油、葵花子油、棉子油、花生油中，这是平时烹调常用的食用油，适量摄入对于保持健康的血脂水平是有益的。食物中常见的多不饱和脂肪酸（PUFA）是亚油酸、亚麻酸。α-亚麻酸含量最高的是亚麻油，其他植物油中豆油、花生调和油稍高，在豆类及坚果中含量也比较多。亚油酸则存在各种食物油中。此外，深海鱼油中含有的特殊的多不饱和脂肪酸（即DHA、EPA）更是具有降低血脂、预防血栓形成的保健作用，尤其适用于老年人等高脂血症的高危人群经常使用。膳食PUFA替换SFA可使血清TC下降。

（4）反式脂肪酸

是食物中常见的顺式脂肪酸的异构体。食物中的主要来源是人造黄油和起酥油。人造黄油含反式脂肪酸10%～29%。在植物油加工过程中，温度越高，时间越长，产生的反式脂肪酸比例越多。因此植物油加工过程的温度不应超过250℃。反式MUFA升高血清LDL-C含量的作用接近于SFA的作用，所不同的是不升高HDL-C含量，可能增加患冠心病的危险。天然条件下不饱和脂肪酸中的不饱和键都是顺式的，在一定条件下会转变为反式，顺式键形成的不饱和脂肪酸室温下是液态的，而反式键形成的呈固态。因此，消费者应多采用液态及软油脂，尽量避免用硬油脂，其在膳食中的摄入量常与SFA合并计算，不超过总能量的10%。

（5）中链脂肪酸

也是一种自然存在于食物中的脂肪酸，它本身能快速氧化产生能量，此外当食用后也能增加机体的长链脂肪酸氧化代谢。研究显示中链脂肪酸食用油能降低体重、血脂。这种食用油已经由日清公司生产并上市。

5.怎样才能吃得健康

（1）应遵守以下原则

热量适宜，控制脂肪、限制胆固醇，适量的碳水化合物和蛋白质，充足的维生素和矿物质。少量多餐，切忌暴饮暴食，避免过饱。

① 控制总热量，维持理想体重。膳食摄入总热量过多，超过人体的消耗，必然会导致肥胖。肥胖伴有高血压、高血糖或高胆固醇血症，显著增加冠心病的危险。

② 控制脂肪与胆固醇的摄入。饱和脂肪酸和胆固醇摄入过量，是导致高脂血症的主要膳食因素。饱和脂肪和胆固醇主要来源于动物性食物如肥肉、动物内脏、动物脑子和脊髓、鱼子、蟹黄、贝壳类（如蚌、螺蛳等）和软体类（如鱿鱼、墨鱼等），应减少这类食物的摄入，选择低脂肪、低胆固醇的食物。肉类尽量选择瘦肉，去油去皮；建议每周吃2次水产品；奶类可选择低脂或脱脂的牛奶代替全脂的牛奶，每天250毫升；高胆固醇血症者，蛋黄一周不超过2个；烹调菜肴时，尽量不用动物油，如猪油、牛油、羊油等，可交替使用橄榄油、茶油或花生油等植物油，每日用油量以20～25克为宜。

③ 合理选择主食，提倡粗、细粮搭配。粗粮中含有较多的膳食纤维，可缩短食物通过小肠的时间，减少胆固醇的吸收，降低血中胆固醇水平。每天2份粗粮、3份细粮比较合理，粗粮可选燕麦、荞麦、玉米、小米、紫米、高粱米等。尽量少吃纯糖食物及其制品，像糖果、蜜饯、巧克力、冰激凌、甜点心及可乐等碳酸

饮料。

④ 常吃豆制品。可用豆制品代替部分肉类，大豆能够降低血清胆固醇的浓度。血脂高的人，可以通过经常吃各种豆类食物来降低血清胆固醇；对于血脂不高的人，同样可以常吃些豆类食品，起到预防动脉粥样硬化和冠心病的作用。

⑤ 多吃蔬菜和水果。补充丰富的维生素、矿物质。每天蔬菜摄入量不少于500克，其中深色蔬菜占一半以上。深色蔬菜中含有多种色素物质，如叶绿素、叶黄素、番茄红素、花青素等以及其中的芳香物质，它们赋予蔬菜特殊的丰富色彩、风味和香气，可促进食欲，并呈现一些特殊的生理活性。选择品种要多变换，每天至少达到5种以上。每天保证水果200克，不同水果甜度和营养素含量有所不同。当季时令水果，是人体维生素、钾、镁和膳食纤维的很好来源。

⑥ 减少食物中盐的摄入。选用低盐或无盐食物，有助于血压不高的人预防高血压，也可增加降压药物的效果，减低动脉粥样硬化与心力衰竭的风险。因钠摄入与血压之间存在量效关系，吃盐过多会导致血压升高，而控制盐量的摄入有利于降低和稳定血压因此，每人每天盐的摄入量控制在3～5克。咸菜、豆酱、香肠、腌肉等最好不吃。

⑦ 养成良好的饮食习惯。少量多餐，不可过饥过饱，不暴饮暴食，以免引起心绞痛及心肌梗死。

⑧ 忌吸烟、酗酒，不喝浓茶。经常吸烟、嗜酒往往成为脂质代谢紊乱的诱因，可促进肝胆固醇的合成，引起血清胆固醇及甘油三酯浓度的增高；适当的酒精摄入与心血管病的减少有关，但过量将带来心血管病风险。为此不建议饮酒，而将饮酒限制在成年男性和女性一天最大饮酒量不超过25克和15克。25克酒精相当于750毫升啤酒、250毫升葡萄酒、38度白酒75克、52度白酒50克；15克酒精相当于450毫升啤酒，150毫升葡萄酒、38度白酒50克、52度白酒30克。饮用茶水可以利尿，茶中的茶碱鞣酸具有吸附脂肪和收敛的作用，可减少脂肪的吸收。但不宜喝浓茶，浓茶内咖啡因含量过多，易兴奋大脑，影响睡眠，对心脏不利。

⑨ 烹调方法。多采用煮、炖、氽、蒸、烩、拌等少油的方法。采用先洗后切、水开下菜、急火快炒、炒好即食等烹调方式。

误区一：因为脂肪可以导致动脉粥样硬化，所以最好不要吃含脂肪的食物！

尽管甘油三酯和胆固醇是造成动脉硬化的主要原因之一，有对身体有害的一面，但这些物质也有对人体有用的一面，它们是维持人体正常生长发育和生理功能所必需的。如胆固醇是构成各种细胞生物膜的结构成分，甘油三酯有助于脂溶性维生素的吸收。合理选择不同类型的脂肪很重要。许多海产品体内含有较多的长链多不饱和脂肪酸，它们对降低胆固醇，预防心血管疾病十分有益。同时，海产品可以提供优质蛋白和多种微量营养素。所以，可以多吃些海产品，对维护健康大有好处。

误区二：有的人说我从来不吃肉，为什么胆固醇还高或者甘油三酯也高?

不吃肉血脂就不高，这个概念是不对的。我们吃的食物中的淀粉、蛋白质如果过量，都可以转化为脂肪。我们说的米饭、馒头等淀粉类食物吃得过多，一样会使血脂升高。

（2）预防冠心病的食物

① 燕麦：含蛋白质15%、脂肪9%，且富含亚油酸、燕麦胶和可溶性纤维，常食可降低胆固醇，可使血糖降低。

② 玉米：具有抗血管硬化的作用，脂肪中亚油酸含量高达60%以上还有卵磷脂和维生素E等，具有降血清胆固醇，防治高血压、动脉粥样硬化，防治脑细胞衰退的作用，有助于血管舒张，维持心脏的正常功能。

③ 荞麦：荞麦中含有芦丁、叶绿素、荞麦碱及黄酮类物质。芦丁具有降血脂、降血压的作用，黄酮类物质可以加强和调节心肌功能，增加冠脉的血流量，防止心律失常等作用。

④ 大豆和花生：大豆及花生制品含有皂草碱的纤维素，具有减少体内胆固醇的作用。花生含有多种氨基酸和不饱和脂肪酸，经常食用可防止冠脉硬化。

⑤ 洋葱：洋葱含有刺激溶纤维蛋白活性成分，能够扩张血管，降低外周血管和心脏冠状动脉的阻力，能够对抗体内儿茶酚胺等升压物质以及促进钠盐排泄等作用。实验证明，冠心病患者每日可食用100克洋葱，其降低血脂作用较好。

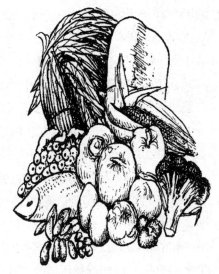

⑥ 生姜：生姜中含有姜油，姜油中的有效成分是油树脂和胆酸螯合物，能够阻止胆固醇的吸收，并增加胆固醇的排泄。生姜中的姜醇、姜烯、姜油萜、姜酚等，可促进血液循环。

⑦ 大蒜：大蒜中含有大蒜精油，精油中含有硫化合物的混合物，有明显的降脂作用，大蒜还具有解毒功能，每日食用大有好处，除消炎解毒外，还有预防癌症的功能。

⑧ 甘薯：甘薯含有丰富的糖类、维生素C和胡萝卜素，可提供大量的黏多糖和胶原物质，这类物质能够有效维持人体动脉血管的弹性，保持关节腔的润滑，防止肾脏结缔组织萎缩。常吃甘薯能够防止脂肪沉着、动脉粥样硬化等。

⑨ 茄子：茄子含有丰富的维生素，紫色茄子还含有维生素P。常吃茄子可以防止胆固醇升高，茄子纤维中含有皂草碱，可增加微血管的弹性。

⑩ 胡萝卜：胡萝卜含有丰富的胡萝卜素和多种营养素，实验证明可增加冠状动脉血流量，降低血脂，促进肾上腺素，因而有降压、强心等效能。

⑪ 芹菜：芹菜主要含有挥发油、甘露醇等，具有降压、镇静、健胃、利尿等作用。

⑫ 韭菜：韭菜含有丰富的纤维素、挥发精油和含硫化合物，能够促进肠蠕动，减少胆固醇的吸收，具有降血脂作用。

⑬ 菌藻类：蘑菇等食用菌富含蛋白质、低脂肪，不含胆固醇，具有明显的降脂降压作用。黑木耳能够防止血栓形成，防止动脉粥样硬化和冠心病。藻类，如海带、紫菜、石花菜等，均含有丰富的矿物质和多种维生素，尤其是褐藻酸盐类具有降压作用。

⑭ 山楂：山楂含有三萜和黄酮类成分，具有降低血清胆固醇、降压作用，又有扩张血管，促进气管纤毛运动、排痰平喘功能。

⑮ 茶叶：经常饮茶能够加强毛细血管韧性，促进甲状腺功能，降低血清胆固醇浓度，调整胆固醇与磷脂比值等，能够防治动脉粥样硬化，增强心脏收缩，加快心率，改善心肌功能。

（3）禁用或少用的食物

肥肉、动物内脏、鱼子、奶油、黄油、猪油、牛油、羊油、椰子油、墨鱼、鱿鱼、螺、蚌、蛋黄、蟹黄等，同时禁浓茶、浓咖啡。

健康小贴士

流行病学研究发现，膳食补充叶酸、维生素B_{12}与维生素B_6可降低血中同型半胱氨酸，有利于动脉粥样硬化（AS）的预防。适量的抗氧化维生素（维生素C、维生素E）或食物中的天然抗氧化物显示有抑制低密度脂蛋白（LDL）氧化的效应，能预防AS。

健康小贴士2

果胶、树胶、β-葡聚糖等可溶性膳食纤维使总胆固醇（TC）降低，大幅降低冠心病的危险性。可溶性膳食纤维的食物来源有燕麦、大麦、荚豆类及富含果胶的水果。

健康小贴士3

1.高糖类的膳食能引起甘油三酯（TG）升高和高密度脂蛋白胆固醇（HDL-C）降低，尤其是蔗糖和果糖易使TG升高，肥胖或已有TG增高者更甚。动物实验和人体观察表明，当蛋白质缺乏时，摄入过量的糖极易在肝脏中转化为TG而堆积起来，以致形成脂肪肝。

2.冠心病患者中有不少肥胖或超重的患者，说明总能量摄入过多，他们的血TG增高颇为多见。研究显示，能量摄入过多引起的肥胖可使血中HDL-C显著降低。通过限制能量摄入或增加消耗而使体重降低使，HDL-C即升高。

健康小贴士4

增加体力运动现在被列为健康膳食的重要内容，中度的持之以恒的体力运动如每天快步走、慢跑30分钟、骑自行车、游泳、做操等不但有利于控制体重，还有利于降低其他危险因素。国际上现在多以BMI≥25kg/m² 为超重的界限（我国定为24kg/m²），超过次限度应开始增加体力运动及控制饮食，控制到什么程度为好，根据一些前瞻性的研究结果，BMI接近22kg/m² 时死亡率最低，BMI低于18.5kg/m² 及超过25kg/m² 病死率都将增加。

6.食谱套餐举例

以下为全天总能量为1600千卡的一周食谱示范。

周一

早餐：脱脂牛奶243毫升

鸡蛋1个（弃黄）

全麦面包50克

拌西芹百合（西芹25克，百合25克）

炝洋葱柿椒丝（洋葱25克，柿椒25克）

午餐：米饭（大米100克）

清蒸鳕鱼（鳕鱼100克）

炝青笋条（100克）

烩西红柿菜花（西红柿50克，菜花100克）

加餐：苹果200克

晚餐：开花馒头25克

清蒸鸡条双冬（鸡胸脯肉100克）

素烩丝瓜木耳（丝瓜100克，木耳2克）

素炒小白菜（小白菜100克）

紫米粥（紫米10克，大米15克）

蒸芋头25克

全天烹调油25克，盐5克。

营养成分小标签	
能量	1610千卡
蛋白质	81克
脂肪	42克
碳水化合物	230克
胆固醇	232毫克

周二

早餐：脱脂牛奶243毫升

鸡蛋半个（25克）

玉米面发糕50克（玉米面25克，白面25克）

拌绿豆芽（绿豆芽50克）

爽口瓜条（黄瓜50克）

午餐：三鲜水饺（面粉100克，韭菜100克，鸡

营养成分小标签	
能量	1603千卡
蛋白质	72克
脂肪	45克
碳水化合物	225克
胆固醇	253毫克

蛋白60克，虾仁50克）

拌三丝（土豆丝25克，柿椒丝25克，

胡萝卜丝25克）

拌海带丝香菜（海带50克，香菜5克）

加餐：猕猴桃200克

晚餐：米饭50克

烩南豆腐（南豆腐150克）

素炒香菇煸豆丝（鲜香菇50克，扁豆

100克）

蒜茸茼蒿（茼蒿100克）

绿豆粥（绿豆10克，大米15克）

蒸南瓜50克

全天烹调油25克，盐5克。

 周三

早餐：脱脂牛奶243毫升

鸡蛋1个（弃黄）

豆沙面包50克（面粉50克，豆沙10克）

炝苦瓜（苦瓜50克）

大拌菜（苦菊、彩椒、紫甘蓝，50克）

午餐：瘦肉丸子冬瓜（猪瘦肉50克，冬瓜100

克）

素烧菜花胡萝卜（菜花100克，胡萝卜

100克）

素菜包100克（面粉100克，小白菜100

克，小虾皮25克，粉丝10克）

加餐：雪梨200克

晚餐：米饭（大米50克）

肉末海参（猪瘦肉50克，海参100克）

魔芋蒜苗（魔芋100克，蒜苗50克）

香菇油菜（鲜香菇50克，油菜100克）

营养成分小标签	
能量	1607千卡
蛋白质	81克
脂肪	44克
碳水化合物	220克
胆固醇	224毫克

雪梨银耳汤（雪梨25克，银耳2克）

全天烹调油25克，盐5克。

🍐 周四

早餐：脱脂牛奶243毫升

鸡蛋1个（弃黄）

紫米馒头（紫米25克，白面25克）

金针菇黄瓜（金针菇25克，黄瓜25克）

拌豇豆（豇豆50克）

午餐：米饭（大米50克）

虾仁口蘑马蹄（虾仁100克，口蘑50克，马蹄50克）

炒西葫芦（西葫芦100克）

油麦菜（油麦菜100克）

蒸红薯（红薯50克）

加餐：香蕉200克

晚餐：牛肉面（牛瘦肉50克，切面100克）

韭菜炒豆腐丝（韭菜50克，豆丝50克）

蒜茸西蓝花（西蓝花100克）

全天烹调油25克，盐5克。

营养成分小标签	
能量	1613千卡
蛋白质	81克
脂肪	43克
碳水化合物	230克
胆固醇	182毫克

🍐 周五

早餐：脱脂牛奶243毫升

鸡蛋1个（弃黄）

小枣玉米面窝头50克（白面粉25克，玉米面25克，小枣20克）

拌双耳（木耳5克，银耳5克）

拌三丁（胡萝卜25克，土豆25克，黄瓜25克）

午餐：米饭（大米50克）

营养成分小标签	
能量	1602千卡
蛋白质	72克
脂肪	45克
碳水化合物	225克
胆固醇	122毫克

清蒸鲈鱼（鲈鱼100克）

素烧双冬（冬笋50克，香菇50克）

素炒菜心（菜心100克）

加餐：圣女果200克

晚餐：蒸花卷（面粉50克）

拌南豆腐（南豆腐150克）

五彩山药（山药100克，青红柿椒50
克，胡萝卜25克，木耳5克）

蒜茸盖菜（盖菜100克）

燕麦粥（燕麦25克）

全天烹调油25克，盐5克。

 周六

早餐：脱脂牛奶243毫升

鸡蛋1个（弃黄）

麻酱蒸饼（面粉50克，麻酱10克）

拌青笋（青笋50克），蒸茄泥（茄子50
克）

午餐：米饭（大米75克）

炖羊肉胡萝卜（羊肉100克，胡萝卜100
克）

扒芦笋（芦笋100克）

上汤娃娃菜（娃娃菜100克）

加餐：橙子200克

晚餐：荞麦面条（荞麦面100克）

鲜贝冬瓜（鲜贝50克，冬瓜100克）

苦瓜柿椒丝（苦瓜100克，柿椒50克）

清炒荷兰豆（荷兰豆100克）

全天烹调油25克，盐5克。

营养成分小标签	
能量	1616千卡
蛋白质	79克
脂肪	47克
碳水化合物	217克
胆固醇	212毫克

周日

早餐：脱脂牛奶243毫升

　　　鸡蛋半个（25克）

　　　馒头（面粉50克）

　　　拌海带胡萝卜香菜（海带25克，胡萝卜25克）

　　　拌豆苗（豆苗50克）

午餐：扒鸡翅（鸡翅75克）

　　　白灼芥蓝（芥蓝100克）

　　　炝洋葱柿椒丝（洋葱50克，柿椒25克）

　　　烙发面饼（面粉50克）

　　　紫菜汤（紫菜2克）

加餐：木瓜200克

晚餐：米饭（大米50克）

　　　什锦豆腐（南豆腐100克，胡萝卜50克，香菇25克，玉兰片25克）

　　　烩口蘑豌豆（口蘑50克，豌豆50克）

　　　糖醋心里美萝卜（心里美萝卜50克，白糖2克）

　　　蒸玉米（玉米50克）

　　　小米粥（小米25克）

全天烹调油25克，盐5克。

营养成分小标签	
能量	1613千卡
蛋白质	80克
脂肪	53克
碳水化合物	202克
胆固醇	267毫克

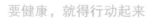

要健康，就得行动起来

　　有句话说："年轻时，用健康换取金钱，年老时，用运动换取健康。"不同形式的运动使机体产生不同的反应，有氧耐力运动有更多的健康益处。运动能增进心肺功能，降低血脂、血压和血糖水平；提高代谢率，增加胰岛素的敏感性，改善内分泌系统的调节；提高骨密度，预防骨质疏松；保持或增加瘦体重，减少内脏脂肪蓄积，控制体重；降低肥胖、心血管疾病、2型糖尿病等慢性疾病。

六 合理饮食控制体重

肥胖对人体健康的危害很大，体内脂肪过剩尤其是腹部脂肪过多的中心性肥胖，可引起高胰岛素血症和胰岛素抵抗，从而继发高血压、冠心病、糖耐量减低、糖尿病、高甘油三酯血症、高尿酸血症、动脉粥样硬化等疾病。

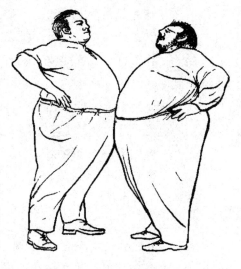

"减肥路上一把辛酸泪"，不少人曾有过减肥失败的体会。经验和教训告诉我们，对控制肥胖的长期性和艰巨性认识不足、急功近利是失败的主要原因，没有一口吃成的胖子，也就没有一天能瘦下来的瘦子。肥胖的控制，首先要控制饮食量，改变不良的饮食习惯，加强体力活动，同时要注意行为矫正和心理治疗。

减肥的黄金法则是"少吃一口，多动一点"，为自己量身定做减肥计划，希望您能从中找到适合自己的减肥方法，收获健康！

1.什么是肥胖

肥胖就是指人体内有过多的脂肪堆积，即体脂肪量超出正常范围，从而可能引起人体生理功能异常或造成身心功能及社交障碍的一种状态。肥胖不只是外观的问题，而且是一种慢性疾病，其可分为单纯性肥胖和继发性肥胖。

（1）单纯性肥胖

无内分泌疾病或找不出引起肥胖的特殊病因的肥胖症为单纯性肥胖。单纯性肥胖者占肥胖症总人数的95%以上。肥胖儿童中约99%以上属于单纯性肥胖。

（2）继发性肥胖

主要指由于继发于某种疾病所引起的肥胖，一般均有明显的疾病因素可寻。其包括的范围较广，如下丘脑病变引起的肥胖、垂体病变或甲状腺功能减退症引起的肥胖等。

何为中心性肥胖

中心性肥胖是多种慢性病的重要危险因素之一。肥胖症患者的一般特点为体内脂肪细胞的体积和数量增加，体脂占体重的百分比异常增高，并在局部过多沉积。如果脂肪主要在腹部积蓄过多，被称为"中心性"或"向心性"肥胖，对健康的危害很大。

2. 如何判断是否肥胖

说起胖的问题，常常碰到两种情况，有人其实并不胖，却总是嫌自己"胖"，想尽办法减"肥"；有人体重已经超过正常，仍旧认为自己不胖，颇为自得。其实，胖与不胖不能单凭感觉，而需要客观的诊断标准。这里所谓的标准，不是人体美学专家提出的时装模特的胸围、腰围和臀围。医学上，体重标准是根据体重对健康和疾病的影响制定的。这种影响主要指与肥胖有关的糖尿病、高血压、高血脂、心脏病、肿瘤等疾病的发生风险。由于有关的研究显示这种影响在不同人种还有所不同，亚洲人更容易受到体重增加的危害。

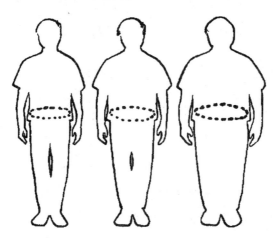

算一算，看看你是否是胖子，请在下面的方法中选择一个。

（1）理想体重法

理想体重，又称标准体重，这个数值反映了在人群中当体重维持在这个数值时，人群的死亡率都是最低的。我国目前计算成年人理想体重的方法常用以下两种：

① 计算方法1：

理想体重（千克）=身高（厘米）-105（适合于成年男性）

理想体重（千克）=[身高（厘米）-100]×0.85（适合于成年女性）

理想体重（千克）=身高（厘米）-100（适合于身高不满150厘米者）

② 计算方法2：

理想体重（千克）=[身高（米）]^2×22.2（适合于成年男性）

理想体重（千克）=[身高（米）]^2×21.9（适合于成年女性）

理想体重百分比（%）=实际体重（千克）/理想体重（千克）×100%

③ 判定标准

理想体重百分比	判定结果
< 80%	消瘦
80% ~ 90%	偏轻
90% ~ 110%	合理
110% ~ 120%	超重
> 120%	肥胖

（2）体重指数法（BMI）

① 计算方法：BMI（kg/m^2）=体重（千克）/[身高（米）]^2

② 判定标准

体重指数/（kg/m^2）	判定标准
≥28.0	肥胖
24.0 ~ 27.9	超重
18.5 ~ 23.9	合理
< 18.5	消瘦

（3）腰臀比法

① 计算方法

腰臀比=腰围（厘米）/臀围（厘米）

腰围测量：站立，用软尺在肋下缘与髂前上脊连线中点处绕腹部一周。

臀围测量：站立，用软尺在臀部最突出处绕臀部一周。

② 判定标准

成年男性：腰围>90厘米，或腰臀比>0.9，为中心性肥胖。

成年女性：腰围>80厘米，或腰臀比>0.8，为中心性肥胖。

3. 为什么会发胖?

肥胖发生的原因主要是摄入的能量超过消耗的能量,导致多余的能量以脂肪形式储存,而影响这能量平衡的因素可包括饮食、运动、生活习惯、疾病、药物及遗传等。

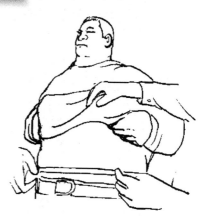

(1)能量摄入过多

能量摄入过多,即经常食用能量密度高的食物或膳食。能量密度是指单位体积(或单位重量)的食物所产生的能量。能量密度高的食物有油炸食品及奶油制品等,因为这类食物含有较多的脂肪。1克脂肪提供的能量是9千卡,1克碳水化合物提供能量4千卡,1克蛋白质提供能量4千卡。如100克面粉制成的馒头是160克,可提供360千卡能量,可是炸成油条后重量为162克,提供的能量会高达626千卡。再看下面的对比(每100克食物所含能量):

油饼:400千卡	烧排骨:389千卡	烧平鱼:329千卡	炸薯条:300千卡
馒头:220千卡	炖排骨:192千卡	蒸鲈鱼:127千卡	拌土豆丝:70千卡

(2)不健康的饮食行为

① 进食过快。

② 睡前进食。

③ 边看电视边吃零食。

④ 不吃早餐。

⑤ 经常在外就餐。

⑥ 经常吃油炸食品。

⑦ 经常吃快餐。

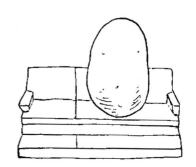

提示:不吃早餐不但不能减轻体重反而容易引起体重增加,甚至影响健康。

首先,空腹时身体内储存能量的保护机能增强,使摄入的食物更容易被吸收,也容易形成脂肪。

其次,不吃早餐是发生胆囊结石的主要诱因之一。正常人的胆固醇均匀地和胆盐、磷脂溶解在胆汁里,进食后随胆汁排入胃肠道而发挥消化作用,人体摄入食

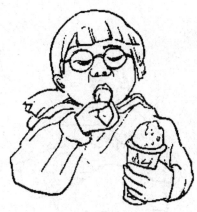

物后4～5小时胆汁就会被排空，所以三餐间隔时间一般为4～5小时。如果不吃早餐，前一夜晚饭距离第二天午餐达十几个小时，这期间胆囊基本上不蠕动，久而久之使胆汁常滞积于胆囊内，胆汁中的胆固醇浓度就会增高，达到"超饱和"状态而析出沉淀，逐渐长成结石。

第三，不吃早餐使人体在上午没有充足的能量，大脑缺氧缺能量而无法正常工作。

第四，一日两餐，由于饥饿感加强，容易导致食量过多，摄入的能量增加。

第五，经常不吃早餐的人，血糖过低，身体疲劳，敏感性减弱，智力反应迟钝，记忆力减退，工作起来萎靡不振，容易发生交通事故或工伤事故。

（3）身体活动不足

① 体育锻炼少。

② 静态活动时间过长（看电视、使用电脑、看书、报纸等）。

③ 乘车时间或频率的增加代替步行和骑车。

④ 体力性娱乐活动减少。

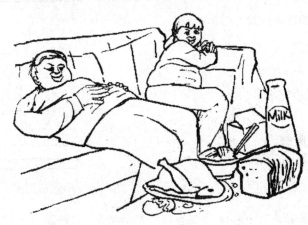

（4）社会经济文化因素

① 交通的便利。

② 可以方便地购买高能量、高脂肪食物。

③ 在外就餐机会的增多。

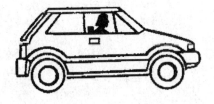

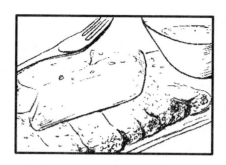

④ 公共运动场所减少。

⑤ "以胖为福"传统文化观念。

⑥ 高脂肪、高能量食品广告的蔓延。

4.肥胖的危害

虽然目前已经很少有人再把肥胖看成是一个人"发福"的象征，但是真正能够认清肥胖危害的人为数不多。从临床医学角度看，肥胖对生命的短期影响当然不像心脏病、肿瘤那样严重，但是肥胖带来的长期后果不容忽视。由肥胖引起的疾病涉及全身的各个系统、器官和组织。

肥胖不但有害于个人健康，而且对社会经济的发展也有着很大的阻碍作用。在我国，经济改善后引起肥胖人群迅速增加，同时医药费用也大幅度增加，给个人和社会带来了很多直接或间接的医疗花费和经济负担。

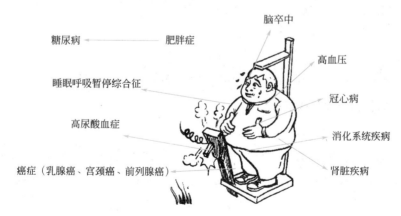

提示：控制体重的重要性

评价身体是否健康的一个重要指标就是测量体重。可以说，体重是与体温、呼吸、脉搏、血压一样重要的生命指征。体重从宏观角度代表了人体成分的总和。换言之，体重实际上反映了人体重要成分（包括水分、身体脂肪、肌肉、骨骼等）的多少；体重的异常（肥胖或消瘦）往往成为众多疾病的导火索，而体重的异常改变（短期内急剧增加或降低）则可在某种程度上提示体内某种疾病的产生和发展。因此，维护自己的健康，要从控制自己的体重开始！

5.肥胖的控制方法

生活方式的改变包括膳食结构的调整（即摄入量的减少）和运动量的增加，这是适合所有超重和肥胖患者的治疗措施，所以在金字塔图形中所占比例最大。

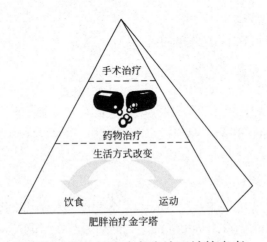

肥胖治疗金字塔

药物治疗是针对单纯使用生活方式改变疗法无效的患者。

手术治疗适合严重肥胖而其他治疗方法均无效的患者。该方法适用范围比较小，是治疗肥胖患者最后考虑的措施。

6.减肥七步走

（1）了解什么是良好的饮食习惯

良好的饮食习惯帮您减肥——减肥10招。

① 少量多餐。减体重过程中饥饿感较强，难以忍受，可将每日总食物分为4～6次甚至更多次摄入，早餐不吃太多，节省下来的部分在上午9～10点钟补充。中午的食量也减出一部分，在下午的3～4点之间可加用1个水果。

少量多餐是减肥者行之有效的方法，但要注意千万不要多量多餐哟！

② 细嚼慢咽。肥胖或超重者多是快食者，食物在嘴里得不到充分的咀嚼就被送进胃里，致使饭量增加。细嚼慢咽，使食物与唾液充分混合，不但可使营养素的消化吸收率提高，而且还可以增强饱腹感，有利于降低进食量。

每口食物均咀嚼20次以上，您的体重就有望下降了！

③ 蒸煮替代煎炸。煎炸食物含有过多的脂肪，使您不经意中摄入了过多的能量，往往使您减肥失败。将煎炸食物换作蒸煮食物，食物品种未变，能量则减少。

烹调油尽量选择植物油，但不可过量食用，每天以30克以内为宜。

④ 粗细搭配。粗粮中含有较多的膳食纤维，可预防体重增加，还会防止便秘，而肥胖者多有便秘存在。但不能一味地食用粗粮，粗细搭配是最好的选择。

每天2份粗粮，3份细粮，您的主食搭配就理想了！粗粮如燕麦、小米、紫米、高粱米、玉米碴子等。

⑤ 少脂肪多蔬菜。减肥者多半谈脂肪色变，但大多数食物中都或多或少地含有脂肪，想躲是躲不开。导致肥胖的原因是能量的总摄入大于消耗，并不是脂肪本身的缘故，所以不能拒绝脂肪，只要注意不过量进食，合理选择不同类型的脂肪很重要。

肉类尽量选择低脂的瘦肉，去油去皮，每周吃1～2次水产品，禽肉类去皮，牛、羊肉多采用炖和煮的烹调方法，不要天天吃猪肉，更不要经常吃灌肠肉制品。

奶类可选择低脂和脱脂的牛奶代替全脂的牛奶。

日常生活中要尽量多食用蔬菜，以增加饱腹感。蔬菜类尽量多选择叶类和茄果类或者有色的蔬菜，根茎类蔬菜以凉拌菜或焖菜为好，这样可保证每天的膳食纤维摄入量为30克左右。

⑥ 抵制坚果零食的诱惑。减肥过程中最害怕禁不住美食的诱惑，尤其有饥饿感时，经常会想到吃各式各样的零食，如薯片、饼干、糖果、蜜饯、巧克力、冷饮、甜点心、膨化食品、坚果等。坚果类食物如核桃、杏仁、花生、腰果等含脂肪较多，不可过量食用。可适当食用水果。水果应选择含糖量较低的水果，如橙子、苹果、猕猴桃、樱桃、葡萄等。

⑦ 多饮水。水对身体有益，又可充填胃部，使您少吃一点。

⑧ 停止夜食及饮酒。睡前饮食，易使大量的能量被积蓄而转化为脂肪，容易引起肥胖。因此，要杜绝夜宵。酒类主要含有乙醇，不含其他营养素，1毫升乙醇可产热7千卡能量，饮酒常常导致摄入的能量过多而使减肥失败。

⑨ 外食妙招。在外出进食时，应多选择低能量及高膳食纤维的食物，如蔬菜、水果等，若没有控制，进食过量，可在下一餐时减少进食量或禁食，以达到全天能量摄入的总平衡。

⑩ 坚持就是胜利。每天都坚持良好的饮食习惯和进食量的控制，一定能达到

理想体重！

（2）决定每天应该吃多少

一般来说，一个肥胖者每天需要多少能量也就是全天的总摄入量应向医生、营养师咨询，但是，也可以自己根据下面的简便公式将每日能量供给量计算出来。

一天所需要的总能量＝理想体重（千克）×每千克理想体重所需要的能量

（参见表2-2）

1千克人体脂肪大约含有7000千卡的能量，因此，减轻体重（脂肪）1千克，必须减少约7000千卡的能量摄入。如果每天减少能量摄入500～700千卡，则需要14～10天时间，才能实现减掉1千克脂肪的目标。但是，不能无节制地限制能量，一般规定男性每天能量的摄入低限为1500千卡，女性为1200千卡，这对维护减肥者的身心健康具有重要的意义。最后，根据总能量的限定，参考表2-3决定每日的主副食量。

（3）走出误区

误区一：迅速减肥。

肥胖治疗的目的是使体重控制在比较理想的范围内，不必苛求太快的减重速度，一般来说，在饮食控制开始后的1～2月，可减重3～4千克，此后可与运动疗法并用，保持每月减重1～2千克，这样可获得比较理想的治疗效果。短时间内快速减重，一方面实现比较困难，另一方面可能损害肥胖者的身心健康。

误区二：少吃主食才能减肥。

一说减肥很多人就马上联想到要少吃主食，因为主食中主要含有碳水化合物，而碳水化合物又是主要的供能物质。确实，不吃主食或少吃主食的减重方法免除了在减肥过程中饥饿难耐之苦，使很多减肥者趋之若鹜。而且，这种方法最吸引人之处在于它能使体重在短期内快速减轻——无论成人还是青少年。在使用这种方法减肥初期，机体由于没有充足的碳水化合物供应，于是分解肝内糖储备，使水分大量丢失。因此，初期的体重减轻主要由于水分丢失，而并不是体脂的减少。因此，盲目地不用主食或减少主食是不可取的。此外，如果严格限制主食，脂肪分解产生酮体，出现酮症，表现为恶心、头晕、无精打采、食欲减退等；长期少吃主食会造成食物中膳食纤维、B族维生素及部分微量元素摄入减少，从而增加某些癌症危险性。所以，不提倡依靠不用或减少主食的方法来减重。

误区三：不吃脂肪才能减肥。

许多想减肥的朋友谈脂色变，在日常的饮食中拒绝脂肪。其实，大多数食物都或多或少地含有脂肪，想躲是躲不开的。油脂是人体需要的营养素之一，它为生命活动提供所需要的能量，是构成各种细胞生物膜的结构成分，是维持正常生长发育和生理功能所必需的。导致肥胖的原因是能量的总摄入大于消耗，并不是脂肪本身的缘故。只要注意不过量进食，在美味佳肴面前能把握住自己，并没有必要拒绝脂肪。

误区四：不吃早餐。

有人认为不吃早餐可以减肥。其实，不吃早餐不但不能减轻体重反而容易引起体重增加，因为空腹时身体内储存能量的保护功能增强，使摄入的食物更容易被吸收，形成脂肪而储存。此外，一日两餐，由于饥饿感加强，容易导致食量过多。因此，一定要吃早餐。一般来讲，起床后活动半小时吃早餐最为适宜。早餐食物可选择粗粮制作的主食、牛奶、鸡蛋、豆类制品等，一方面保证足够的能量和优质蛋白质的摄入，另一方面限制了一定量的脂肪。

误区五：水果减肥。

许多人认为多吃水果可以减肥，因为水果富含纤维素，几乎不含脂肪和蛋白质，所以，经常拿水果来代替正餐。其实水果并非能量很低的食品，由于味道甜美很容易吃得过多，相对来说，减少了其他食物的摄入，将会导致摄入的营养素失衡，同样危害减肥者的健康。

（4）学会拟订减肥食谱

注释1：肥胖朋友们请注意，下面列举了7天每日能量平均为1200千卡左右的食谱范例，食物的量均为1人份的可食部的重量。另外，每日的食物搭配可在此建议的摄入量基础上选择自己喜爱的品种加以变换，但总体原则要遵循食物品种多样、少油、少煎炸、多蔬菜、多水果等。

注释2：每日能量若大于1200千卡，可适当增加主食、肉类和烹调油等用量，如下。

1500千卡：主食200～225克，肉类150～175克，烹调油20～22克。

1800千卡：主食250～275克，肉类200～225克，烹调油25～27克。

2000千卡：主食250～275克，肉类200～225克，奶制品300～400毫升，水果200～300克，烹调油全天为27～30克。

注释3：奶制品最好选择脱脂奶，若不容易购买，可以自己动手将煮开的牛奶表面的奶皮子去掉，以减少脂肪摄入。

周一

早餐：白米粥（大米25克）

鸡蛋（50克）

紫米馒头（面粉50克）

蒸里脊（25克）

蒜茸豇豆（50克）

午餐：米饭（大米50克）

小花卷（面粉25克）

烹白虾（50克）

烩什锦豆腐（豆腐100克，冬笋25克，香菇5克，黄瓜10克，胡萝卜10克）

蒜茸菜心（100克）

加餐：苹果200克

晚餐：天津包子2个（面粉50克，猪肉50克）

蒜茸荷兰豆（100克）

烩西红柿菜花（西红柿50克，菜花50克）

鸡蛋瓜片汤

全天烹调油15克，盐6克。

营养成分小标签	
能量	1212千卡
蛋白质	60克
脂肪	31克
碳水化合物	172克

特点：脂肪低，富含蛋白质。（注：海虾脂肪含量低，是优质蛋白质的良好来源，减肥者可首选此类海产品。）

 周二

早餐：（脱脂）牛奶243毫升

鸡蛋1个

炝黄瓜条（黄瓜50克，香油0.5克）

全麦面包（50克）

午餐：米饭（大米75克）

清蒸鱼（鱼75克）

素炒木耳菜（木耳菜150克）

营养成分小标签	
能量	1222千卡
蛋白质	56克
脂肪	39克
碳水化合物	160克

加餐：梨150克

晚餐：米饭（大米50克）

　　　肉片青笋木耳（肉丝50克，青笋100

　　　克，木耳2克）

　　　香菇油菜（香菇5克，油菜125克）

全天用烹调油15克，食盐6克。

特点：能量低，脂肪低。

 周三

早餐：豆浆250毫升

　　　鸡蛋1个

　　　蒜茸小白菜（小白菜50克）

　　　麻酱卷（面40克，麻酱10克）

午餐：米饭（大米75克）

　　　扒翅根（鸡翅根50克）

　　　蒜茸油麦菜（油麦菜150克）

加餐：酸奶125克

晚餐：紫米馒头（面粉25克）

　　　肉片扁豆（肉片50克，扁豆100克）

　　　热拌海带胡萝卜香菜（水发海带100克，

　　　胡萝卜50克）

　　　海米冬瓜汤（海米10克，冬瓜50克）

　　　蒸玉米（100克）

全天用烹调油15克，食盐6克。

营养成分小提示	
能量	1220千卡
蛋白质	57克
脂肪	42克
碳水化合物	152克

特点：富含蛋白质和钙（1029毫克）。（注：成人每日钙适宜摄入量为1000毫克，早餐的豆浆、麻酱卷、加餐的酸奶均为钙的良好来源。）

 周四

早餐：牛奶燕麦粥（鲜牛奶243毫升，燕麦片

　　　10克）

　　　　　鸡蛋1个

　　　　　拌柿椒葱头（柿椒50克，葱头25克）

　　　　　小花卷（面25克）

　　午餐：米饭（大米75克）

　　　　　清炒鲜贝西蓝花（鲜贝50克，西蓝花75克）

　　　　　素炒绿豆芽（绿豆芽75克）

　　　　　素炒小白菜粉丝（小白菜100克，粉丝

　　　　　15克）

　　加餐：柚子100克

　　晚餐：米饭（大米75克）

　　　　　肉末豆腐（肉50克，豆腐100克）

　　　　　素烩香菇烧白萝卜（香菇5克，白萝卜

　　　　　100克）

　　　　　蒜茸盖菜（盖菜200克）

　　全天用烹调油15克，食盐6克。

营养成分小标签	
能量	1265千卡
蛋白质	65克
脂肪	35克
碳水化合物	170克

　　特点：富含蛋白质和膳食纤维（28.9克）。（注：亚洲营养工作者提出全天总膳食纤维摄入量以24克为宜。早餐的燕麦、葱头、午餐的豆芽、晚餐的盖菜均是膳食纤维的良好来源。）

 周五

　　早餐：（脱脂）牛奶243毫升

　　　　　鸡蛋1个

　　　　　蒜茸菠菜（菠菜50克）

　　　　　玉米面馒头（面粉50克）

　　午餐：米饭（大米50克）

　　　　　清炖排骨海带（排骨150克，水发海带

　　　　　50克）

　　　　　海米西蓝花（海米10克，西蓝花100克）

　　　　　蒜茸黑豆苗（100克）

　　加餐：小西红柿50克

营养成分小标签	
能量	1275千卡
蛋白质	57克
脂肪	49克
碳水化合物	149克

晚餐：三鲜水饺（面粉50克，肉50克，虾仁
　　　50克，鸡蛋半个，菜100克）
　　　素炒圆白菜（100克）
　　　拌豆干柿椒（豆干25克，柿椒25克）
　　　紫菜鸡蛋汤
全天用烹调油15克，食盐6克。

特点：富含菌藻类（海带、紫菜）食物。（注：菌藻类有一定的预防心血管疾病作用。）

早餐：豆浆250毫升
　　　鸡蛋1个
　　　热拌菜花（菜花50克）
　　　发糕（面50克）
午餐：米饭（大米75克）
　　　肉丝苦瓜（瘦肉50克，苦瓜150克）
　　　素炒苋菜（苋菜200克）
加餐：酸奶125克
晚餐：玉米面饼（面粉50克）
　　　肉丝冬笋丝（猪肉50克，冬笋50克）
　　　素烩西红柿茄片（西红柿100克，茄子
　　　100克）
　　　鸡蛋青菜汤面（鸡蛋半个，面25克，青
　　　菜50克）
全天用烹调油15克，食盐6克。

营养成分小标签	
能量	1278千卡
蛋白质	62克
脂肪	36克
碳水化合物	175克

特点：富含抗氧化食物（苦瓜、西红柿、酸奶等）。

早餐：（脱脂）牛奶200毫升
　　　鸡蛋1个

拌海带丝胡萝卜丝（水发海带50克，胡
萝卜50克）

馒头（面50克）

午餐：米饭（大米50克）

清炖乌鸡香菇枸杞（鸡肉50克，香菇10
克）

蒜茸菜心（菜心200克）

加餐：芦柑100克

晚餐：米饭（大米50克）

肉丝口蘑豌豆（猪肉50克，口蘑25克，
豌豆50克）

清炒西葫芦（100克）

牛肉白萝卜汤（牛肉50克，白萝卜50克）

全天用烹调油15克，食盐6克。

营养成分小标签	
能量	1295千卡
蛋白质	53克
脂肪	43克
碳水化合物	173克

特点：富含维生素C（154毫克）。（注：中国营养学会建议的每日维生素C
摄入量为100毫克。早餐的海带、午餐的豌豆、加餐的芦柑均是维生素C的良好
来源。）

（5）确定运动量及方式

在实施饮食控制的同时也必须辅助以运动疗法、行为疗法等其他治疗方法。
若仅以饮食疗法治疗肥胖，常常会在治疗开始后的1～2个月出现体重减轻停滞
不前的适应性现象。适当控制饮食，增加体力活动有利于长期保持减重后体重不
反弹。

如何确定运动量呢？包括三个方面，即运动方式、运动强度及运动时间的确定。

① 运动方式：采用一些既增加能量消耗又容易坚持的有氧运动项目，也可采
用力量运动和柔韧性训练。

·有氧运动：如快走、慢跑、上下楼梯、跳绳、打球、游泳、骑自行车、登山
等，可更多地消耗脂肪，达到控制体重的效果。

·力量性运动：可采用哑铃、杠铃以及沙袋、器械等进行。

·柔韧性训练：包括各种伸展性活动。

② 运动强度：代谢当量（MET）是用来表示运动强度的单位，是以人体安静状态时单位时间的能量消耗作为1个代谢当量（1MET）。以此为基准，各种运动的耗能与此相比较就能知道各种运动强度的大小，MET值越大的运动，其耗能就越多。如普通的步行相当于3MET，慢跑6MET，登山7.5MET等。

人体的活动量是用身体的活动强度（代谢当量）乘以该活动持续的时间（小时）得来的。例如，普通步行（3 MET）持续1小时，其活动量为：3代谢当量×1小时=3个活动量；慢跑（6 MET）持续半小时，其活动量为：6代谢当量×0.5小时=3个活动量。

可以看出普通步行1小时和慢跑半小时的活动量是相同的，也就是说这两者所消耗的能量是相同的。具体MET值参见附录三。

③ 运动时间。运动时间的确定与所需要消耗的能量有关。

能量消耗量（千卡）=1.05×活动量×体重（千克）

活动量=代谢当量（MET）×时间（小时）

根据以上公式可以计算一个70千克的人游泳（6 MET）1小时，那么能量消耗为1.05×6×1×70=441千卡。

每天安排进行体力活动的量和时间应按减体重目标计算，对于需要亏空的能量，一般多考虑采用增加体力活动量和控制饮食相结合的方法，其中一半应该增加体力活动的能量消耗来解决，其余一半可由减少饮食总能量和减少脂肪的摄入量以达到需要亏空的总能量，即饮食一半，运动一半。

例如：王女士，35岁，身高1.56米，体重64千克，BMI为26.3kg/m²，计划将体重减轻至58千克，即需要减6千克，并拟在2个月内达到减体重目标。

分析：该女士需每月减体重3千克，每周需减体重0.75千克，则每天需要亏空能量750千卡，由增加运动量以消耗能量375千卡。则运动强度=375÷64÷1.05=5.6（MET），参考附录三，可得出：

在办公室工作步行30分钟　2×0.5=1（MET）

散步30分钟　3×0.5=1.5（MET）

带孩子玩30分钟　2.5×0.5=1.25（MET）

清扫地毯地板30分钟　3.3×0.5=1.65（MET）

合计　5.4（MET）。

为其设定的活动处方是：在原有活动量的基础上每天在办公室工作增加步行30分钟，下班回家后带孩子玩30分钟，每天增加散步30分钟，清扫地毯、地板30分钟。

值得一提的是，运动量宜循序渐进，开始时每天运动的时间可以是30分钟，也可以分散运动，分散运动的时间可以累加，两周后逐渐增至60分钟。坚持每天锻炼，每周至少运动5天才可起到控制体重或减轻体重的作用。

提示：最好的运动方式就是慢跑、快走，尤其是中老年人。

（6）调整行为

减肥者往往是知道很多的理论知识不知如何落实到行动上，或一想到减肥就兴致勃勃地准备采取行动，却很难坚持，所以行为疏导和心理疗法是必要的。也就是说要制定切实可行的计划，才会更容易达到目标，不会半途而废。

① 制定一个具体的目标。例如需要在1个月内减轻2千克，在制定体力活动目标时，以"每天走路30分钟或每天步行5000步"代替"每天多活动"的模糊目标。此外，建立一系列短期目标，例如开始时每天走路增加30分钟，逐步到增加45分钟，然后到60分钟。

② 制定一个可行的计划。如最初的计划要比较易于实现，需要的时间、精力比较少。因为如果最初所需要的时间和精力太多，会降低兴趣，导致半途而废。计划中可包括第一周每天减50克主食，每天走路20分钟，则第二周每天再减25克肉食，增加走路到30分钟等。

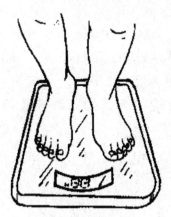

③ 时常提醒减肥建议。为了建立节食意识，每餐不过饱，可将医生给予的减肥建议置于家中显眼处，或贴于经常使用的笔记本前，总之可以经常无意识地看见，便可提醒自己在减肥，增加减肥的成功率。建议可包括：细嚼慢咽；减少暴饮暴食；挑选脂肪含量低的食物等。

④ 监测体重。每周测一次体重，也可每天测量，但测量体重太频繁也可能因为每天体重变化不大减少减肥的信心。测量体重需保持在一天中相似的时间进行，而且与上一次衣着相同。

⑤ 控制情绪化饮食。"把痛苦溺死在食物里。"当我们遇到不高兴的事情时，总会这样自我安慰。不仅如此，当我们感到无聊、压力太大时，也会不自觉地想吃东西，这对减肥非常不利。一定要控制情绪化饮食，可参考下列方法：

·当你遇到开心的事情时，如升职等，不一定非得饱餐一顿，可寻找适当的替代方式，如逛街或郊游。

·当你精神紧张和压力感很强时，不一定要手持爆米花看电视，可以出门快走放松自己。

·当您感到无所事事而想吃东西时，可以选择需要花很多时间和精力才能吃到的食物，比如需要剥皮的坚果类食品。

（7）坚定信念，持之以恒

减体重不可操之过急，如果体重减轻速度太快对身体健康不利，可能会引起相关疾病，因此最好控制在每周1千克以下。减体重的目标主要是使体重有效地降低并能长期维持理想体重，一般建议在6个月内使体重减少原体重的10%左右，再根据自身的耐受情况和体重减轻的效果实施长期的减体重计划。

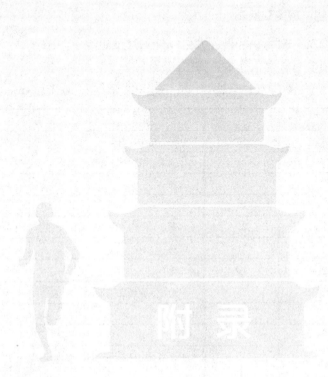

附录

附录一 食品交换份表

食物交换表1 谷物、薯类交换表

- 包含范围：谷物及其制品、薯类、大豆以外的其他豆类
- 营养特点：主要含有碳水化合物、提供膳食纤维
- 1单位营养素含量：◆碳水化合物20克 ◆蛋白质2克 ◆脂肪0

食物	质量/克	食物	质量/克
炸鱿鱼卷、炸薯片、炸虾片	16	烧饼、烙饼、馒头	35
桃酥、甜饼干	18	生面条、咸面包、馒头	35
苏打饼干、椒盐饼干	20	白薯	40
莜麦面、燕麦片	23	面筋、鲜玉米	50
大米、小米、玉米面（白、黄）	25	红薯片	60
高粱米、玉米糙、混合面	25	红薯	70
面粉、米粉、玉米粉、薏米	25	米饭	75
各种挂面、龙须面、燕麦面	25	马铃薯、湿粉皮	100
绿豆、红豆、芸豆、干豌豆	25	芋头	110
干粉条、荞麦面、苦荞面	25	山药	150
油条、油饼、苏打饼干	25	鲜玉米（中等大小、带心）	200
蛋糕	30	凉薯	220

食物交换表2 蔬菜类交换表

- 包含范围：各种蔬菜
- 营养特点：主要含有维生素、无机盐和膳食纤维
- 1单位营养素含量：◆碳水化合物18克 ◆蛋白质4克 ◆脂肪0

食物	质量/克	食物	质量/克
百合	50	鲜豇豆、荷兰豆、扁豆	300
毛豆	70	红萝卜、空心菜	300
慈姑	100	鲜菜豆、水萝卜、绿豆芽	340
鲜豌豆	110	菠菜、油菜、韭菜	350
蒜薹、黄豆芽	200	茴香、苤蓝、茭白	350
冬笋	220	鲜蘑菇	390
洋葱、胡萝卜、蒜苗、苋菜	250	蒜黄、圆白菜、雪里蕻	400

食物	质量/克	食物	质量/克
茴香菜、柿子椒	430	大白菜、莴笋、黄瓜	600
鲜竹笋	450	水浸海带、瓢儿菜	600
芹菜	470	生菜	640
丝瓜、芥蓝、茼蒿、南瓜	500	西葫芦	750
龙须菜、油菜薹、西红柿	500	冬瓜	800
倭瓜、苦瓜、茄子、冬笋	500	莴苣	820

食物交换表3　水果类交换表

· 包含范围：各种水果

· 营养特点：主要含有碳水化合物、维生素和无机盐、膳食纤维

· 1单位营养素含量：◆碳水化合物21克　◆蛋白质1克　◆脂肪0

食物	质量/克	食物	质量/克
鲜枣、红果	90	橙子、葡萄、猕猴桃	200
荔枝	120	哈密瓜、李子、樱桃	220
芒果	140	梨、杏	250
柿子、鲜荔枝、香蕉	150	草莓	300
柚子、芦柑、菠萝	160	甜瓜（带皮）	360
桃、苹果、橘子	200	西瓜	450

食物交换表4　豆类交换表

· 包含范围：大豆及其制品

· 营养特点：主要含有蛋白质、钙

· 1单位营养素含量：◆蛋白质9克　◆碳水化合物4克　◆脂肪4克

食物	质量/克	食物	质量/克
青豆、腐竹、大豆粉	20	豆腐丝、豆腐干	50
炸蚕豆、黄豆	23	粉丝（条）	90
炒豌豆	24	北豆腐	100
大豆、蚕豆	25	南豆腐	150
绿豆、豌豆、红小豆	27	豆腐脑	600
油豆腐	35	豆浆	225毫升

食物交换表5　奶类交换表

- ·包含范围：各种奶类及其制品
- ·营养特点：主要含有钙、蛋白质、脂肪、碳水化合物、维生素
- ·1单位营养素含量：◆蛋白质5克　◆碳水化合物5克　◆脂肪6克

食物	质量/克	食物	质量/克
奶粉、脱脂奶粉	20	冰激淋	65
奶酪	25	牛奶、羊奶	150
雪糕	65	无糖酸奶	125

食物交换表6　肉、禽、蛋、鱼类交换表

- ·包含范围：各种肉类、禽类、蛋类、鱼类及其制品
- ·营养特点：主要含有蛋白质、脂肪
- ·1单位营养素含量：◆蛋白质9克　◆脂肪6克　◆碳水化合物0

食物	质量/克	食物	质量/克
熟火腿、香肠、鸡蛋粉、板鸭	20	红烧鸡肉、河螃蟹	65
猪肉松、猪肾、猪肥瘦肉、干贝	25	猪肝	70
鸡蛋黄、鱿鱼（干）、海参（干）	25	带鱼、草鱼、鲤鱼	80
猪蹄	30	兔肉、白鲢鱼	80
熟叉烧肉、熟酱牛肉、午餐肉	35	鲜贝、对虾、大黄鱼	100
鹅肉、鸭肉、酱鸡、酱鸭	35	青虾、鳝鱼、黑鲢	100
带骨排骨(小)	45	驴肉、海螃蟹	110
猪瘦肉、牛瘦肉、羊瘦肉	50	胖头鱼	130
鹅蛋、鸡肉、猪舌	50	田螺	135
松花蛋	55	鲫鱼、墨鱼、鸡蛋清	150
鸭掌、鸡蛋、鹌鹑蛋（6个）	60	鸡蛋白	190
猪里脊肉、红烧牛肉、鸭蛋	60	蚶（鲜）	200

食物交换表7　油脂、硬果类交换表

- ·包含范围：各种油脂和硬果
- ·营养特点：主要含有脂肪和脂溶性维生素
- ·1单位营养素含量：◆脂肪10克

食物	质量/克	食物	质量/克
花生油、植物油	10	芝麻酱、花生米	15
菜籽油、玉米油	10	腰果	16
黄油、猪油、香油	10	南瓜子、带壳葵花子	20
炒松子	14	西瓜子	25
核桃仁、杏仁	15	奶油	45

附录二　食物血糖生成指数（GI）表

表1　低血糖指数的食物（GI < 55）

	食物	GI		食物	GI
混合膳食	猪肉炖粉条	16.7	谷类粮食	50%大麦粒面包	46
	饺子（三鲜）	28		混合谷物面包	45
	米饭+鱼	37		含水果干的小麦面包	47
	硬质小麦粉肉馅馄饨	39		50%～80%碎小麦粒面包	52
	包子（芹菜猪肉）	39.1		45%～50%燕麦麸面包	47
	馒头+芹菜炒鸡蛋	48.6		80%燕麦粒面包	45
	馒头+酱牛肉	49.4		黑麦粒面包	50
	饼+鸡蛋炒木耳	52.2		稻麸	19
谷类粮食	大麦粒（煮）	25		全麦维（家乐氏）	42
	整粒黑麦（煮）	34		玉米面粥	50.9
	整粒小麦（煮）荞麦	41		玉米糁粥	51.8
	荞麦方便面	53.2	豆类	大豆罐头	14
	荞麦（煮）	54		大豆	18
	黑米	42.3		五香蚕豆	16.9
	即食大米（煮1分钟）	46		扁豆	38
	含直链淀粉高的半熟大米（煮、黏米类）	50		冻豆腐	22.3
	强化蛋白质的意大利式细面条（煮7分钟）	27		豆腐干	23.7
	意大利式全麦粉细面条	37		炖鲜豆腐	31.9
	白的意大利式细面条（煮15～20分钟）	41		红小扁豆	26
	细面条（通心面粉，实心，约1.5毫米粗）	35		绿小扁豆	30
	通心粉（管状，空心，约6.35毫米粗，煮5分钟）	45		小扁豆汤罐头（加拿大）	44
	粗的硬质小麦扁面条	46		绿小扁豆罐头（加拿大）	52
	加鸡蛋的硬质小麦扁面条	49		四季豆	27
	75%～80%大麦粒面包	34		高压处理的四季豆	34

续表

食物		GI	食物		GI
豆类	四季豆罐头（加拿大）	52	牛奶食品	牛奶	27.6
	绿豆	27.2		脱脂牛奶	32
	绿豆挂面	33.4		牛奶（加糖和巧克力）	34
	利马豆加5克蔗糖	30		牛奶蛋糊（牛奶+淀粉+糖）	43
	利马豆（棉豆）	31		低脂冰激凌	50
	利马豆加10克蔗糖	31	饼干	达能牛奶香脆	39.1
	冷冻的嫩利马豆（加拿大）	32		达能闲趣饼干	39.1
	利马豆加15克蔗糖	54		燕麦粗粉饼干	47.1
	粉丝汤（豌豆）	31.6	水果及水果产品	樱桃	22
	干黄豌豆（煮，加拿大）	32		李子	42
	鹰嘴豆	33		柚子	25
	咖喱鹰嘴豆罐头（加拿大）	41		鲜桃	28
	鹰嘴豆罐头（加拿大）	42		天然果汁桃罐头	30
	青刀豆（加拿大）	39		糖浓度低的桃罐头（加拿大）	52
	青刀豆罐头	45		生香蕉	30
	黑眼豆	42		熟香蕉	52
	罗马诺豆	46		干杏	31
根茎类食品	土豆粉条	13.6		梨	36
	甜土豆（白薯、甘薯、红薯）	54		苹果	36
	雪魔芋	17		柑	43
	藕粉	32.6		葡萄	43
	苕粉	34.5		猕猴桃	52
	蒸芋头	47.9		水蜜桃汁	32.7
	山药	51		苹果汁	41
牛奶食品	低脂奶粉	11.9		巴梨汁罐头（加拿大）	44
	降糖奶粉	26		未加糖的菠萝汁（加拿大）	46
	老年奶粉	40.8		未加糖的柚子果汁	48
	含糖奶粉	47.6	糖及其他	果糖	23
	低脂酸乳酪（加人工甜味剂）	14		乳糖	46
	低脂酸乳酪（加水果和糖）	33		花生	14
	一般的酸乳酪	36		西红柿汤	38
	牛奶（加人工甜味剂和巧克力）	24		巧克力	49
	全脂牛奶	27			

表2　中等血糖指数的食物（GI=55～70）

食物	GI	食物	GI
米饭+芹菜+猪肉	57.1	蒸粗麦粉	65
米饭+蒜苗	57.9	裂荚的老豌豆汤（加拿大）	60
米饭+蒜苗+鸡蛋	67.1	嫩豌豆汤罐头（加拿大）	66
馒头+黄油	68	黑豆汤（加拿大）	64
玉米粉+人造黄油（煮）	69	黄豆挂面	66.6
大麦粉	66	煮的白土豆	56
荞麦面面条	59.3	烤的白土豆（加拿大）	60
荞麦面馒头	66.7	蒸的白土豆	65
甜玉米（煮）	55	油炸土豆片	60.3
（粗磨）玉米粉（煮）	68	煮土豆	66.4
二合面窝头	64.9	鲜土豆	62
含直链淀粉高的白大米（煮、黏米类）	59	白土豆泥	70
意大利式硬质小麦细面条（煮12～20分钟）	55	甜菜	64
细的硬质小麦扁面条	55	冰激凌	61
80%～100%大麦粉面包	66	油酥脆饼（澳大利亚）	55
粗面粉面包	64	高纤维黑麦薄脆饼干	64
汉堡包（加拿大）	61	营养饼	65.7
新月形面包（加拿大）	67	竹芋粉饼干	66
白高纤维小麦面包	68	小麦饼干	70
全麦粉面包	69	糖浓度高的桃罐头	58
黑麦粉面包	65	淡味果汁杏罐头	64
燕麦麸	55	淡黄色无核小葡萄	56
小麦片	69	（无核）葡萄干	64
小米粥	61.5	芒果	55
大米糯米粥	65.3	巴婆果	58
大米粥	69.4	麝香瓜	65
即食羹	69.4	菠萝	66
爆玉米花	55	橘子汁	57
酥皮糕点	59	芬达软饮料（澳大利亚）	68
比萨饼（含乳酪，加拿大）	60		

表3 高血糖指数的食物（GI＞70）

食物	GI	食物	GI
米饭+猪肉	73.3	用微波炉烤的白土豆	82
牛肉面	88.6	土豆泥	73
含直链淀粉低的半熟大米（煮）白大米	87	马铃薯（土豆）方便食品	83
含直链淀粉低的白大米（煮）	88	无油脂烧烤土豆	85
大米饭	88	蒸红薯	76.7
糯米饭	87	苏打饼干	72
面条（一般的小麦面条）	81.6	格雷厄姆华夫饼干（加拿大）	74
去面筋的小麦面包	90	华夫饼干（加拿大）	76
法国棍子面包	95	香草华夫饼干（加拿大）	77
玉米片	73	膨化薄脆饼干（澳大利亚）	81
高纤维玉米片	74	米饼	82
可可米（家乐氏）	77	西瓜	72
卜卜米（家乐氏）	88	蜂蜜	73
桂格燕麦片	83	白糖	83.8
油条	74.9	葡萄糖	100
烙饼	79.6	麦芽糖	105
即食大米（煮6分钟）	87	胶质软糖	80
白小麦面馒头	88.1		

表4 基于血糖负荷的部分食物交换份

	食物名称	交换份重/克	每份食物（GL）		食物名称	交换份重/克	每份食物（GL）
粮谷类	强化蛋白通心粉	35	2.7	粮谷类	面条（硬小麦粉，细）	25	9.3
	通心粉（白）	35	3		油条	25	9.4
	米线	25	3.2		面条（全麦粉，细）	25	6.4
	粗麦粉（煮）	25	3.9		小麦（整粒，煮）	25	6.6
	大麦（整粒，煮）	25	4		黑麦（整粒，煮）	25	6.6
	绿豆挂面	25	5		面条（硬，扁，粗）	25	6.7
	通心粉	25	8.9		方便面	25	7.2
	荞麦（黄）	25	9		米仁	25	7.2
	酥皮糕点	25	9.2		粟（煮）	25	7.5

174

	食物名称	交换份重/克	每份食物（GL）		食物名称	交换份重/克	每份食物（GL）
粮谷类	黑米粥	25	7.6	饼干面包类	达能阳光早餐饼干	25	7.2
	大米（即食，煮1分钟）	25	8.3		面包（混合谷物）	35	7.9
	通心面（管状，粗）	25	8.5		面包（黑麦粒）	35	8.8
	玉米糙	25	8.6		高钙达能饼干	25	8.8
	面条（小麦粉）	25	11.8		面包（去面筋）	35	12.3
	粗麦粉（蒸）	25	12.2		面包圈（白，原味）	35	12.6
	桂格燕麦片	25	12.8		白面包（吐司）	35	12.8
	玉米面（粗粉，煮）	25	12.8		苏打饼干	25	13.7
	荞麦馒头	25	13		荞麦面包	35	16.4
	白馒头	35	13.3		华夫饼干	25	9.1
	小米（煮）	25	13.3		米面包	35	10.1
	玉米面粥	25	9.4		汉堡面包	35	10.7
	寿司	25	9.6		燕麦面包	35	10.8
	黄豆挂面	25	9.8		面包（粗面粉）	35	11.2
	荞麦方便面	25	10.1		面包（黑麦粉）	35	11.4
	小麦片	25	10.1		面包（80%燕麦粒）	35	11.4
	小麦粉	25	10.5		面包（高纤维）	35	11.9
	荞麦面条	25	10.6		面包（全麦粉）	35	12.1
	未发酵面饼	35	11.4		棍子白面包	35	16.6
	小米粥	25	11.5		膨化米脆饼	25	17.2
	大麦粉（煮）	25	11.6		白面包	35	17.9
	玉米片	25	15.3		白小麦粉面包	35	18.5
	碎白米饭	25	16.1	薯类及制品	马铃薯粉条	25	2.7
	大米饭	25	16.2		藕粉	25	6.9
	糙米（煮）	25	16.5		笤粉	25	7.1
	糯米饭	25	17.8		马铃薯（微波烤）	100	13.5
	烧饼	35	20.2		甘薯（山芋）	100	14.3
	香米饭	25	20.4		马铃薯（烤）	100	9.9
	烙饼	35	14.7		马铃薯片（油炸）	100	9.9
饼干面包类	花生酱饼干	25	1.5		马铃薯（蒸）	100	10.7
	达能牛奶香脆	25	5.8		马铃薯（煮）	100	11
	达能闲趣饼干	25	6.9		甘薯（红，煮）	100	18.6
	裸麦粉粗面包	35	7				

续表

食物名称		交换份重/克	每份食物（GL）	食物名称		交换份重/克	每份食物（GL）
干豆及坚果	花生酱饼干	15	0.4	鲜豆及蔬菜（GL/0.19MJ）	莲藕	65	4.8
	腰果	15	0.4		胡萝卜	100	5.5
	黄豆（罐头）	25	0.7		甜菜	175	19.7
	豆腐（冻）	150	0.8		玉米（甜，煮）	200	25.1
	黄豆（浸泡，煮）	25	0.8	水果	李子	100	1.9
	腰果	15	0.9		樱桃	100	2.2
	豆腐干	50	1.3		柚	100	2.3
	豆腐（炖）	100	1.3		桃	100	3.1
	腰豆	35	1.7		梨	100	3.7
	鹰嘴豆	25	4.7		芒果	100	3.9
	莲子	26	5		葡萄	100	4.3
	黑豆汤	25	5.4		草莓	150	4.3
	黑眼豆	25	6		菠萝	100	6.3
	蚕豆（五香）	25	2.5		杏干	30	7.3
	红豆	25	2.9		香蕉（熟）	75	8.1
	干豌豆	25	3		橙子	100	4.4
	芸豆（四季豆）	25	3.3		杏	100	4.4
	扁豆（红，小）	25	3.6		香蕉（生）	75	4.7
	绿豆	25	3.8		苹果	100	4.9
	四季豆（高压处理）	25	4		柑	100	4.9
	扁豆（绿，小）	25	4.2		猕猴桃	100	6.2
	利马豆（棉豆）	25	4.4		西瓜	250	9.9
	四季豆（罐头）	25	6.2		芭蕉	100	13.7
	扁豆（绿小，罐头）	25	7.2		提子	100	46.7
	栗子	50	10.7		木瓜	100	8.3
鲜豆及蔬菜（GL/0.19MJ）	小扁豆汤（罐头）	25	6.1	奶类	全脂牛奶	160	1.5
	洋葱	115	1.2		牛奶	160	1.5
	四季豆	125	1.4		酸奶（原味）	130	2.3
	速冻豌豆	35	1.5		脱脂牛奶	160	2.6
	青刀豆	125	2.5		酸奶（加糖）	130	5.8
	扁豆	125	2.9		降糖奶粉	25	3.4
	南瓜	175	5.9		豆奶	160	4.9
	鲜豌豆	125	12.3		老年奶粉	25	5.3
	芋头（蒸）	50	4		无糖奶粉	25	6.2
	百合	28	4.2		冰激凌	70	11.1
	山药	75	4.4				

附录三　各种日常活动和运动的代谢当量表

表1　3个代谢当量以下的日常活动

代谢当量	活动内容
1	静躺和看电视、书写、阅读、打电话等，乘坐汽车或卡车
1.5	坐姿操作实验、修表、小电器维修、阅读、驾驶、开会、进餐、交谈或唱歌；轻体力办公室坐姿劳动
2	烹调或准备食物（站立、坐着），用手工器械
2	立姿用洗衣机洗衣，折衣服或挂衣服，整理手提箱
2	拉大提琴、吹笛子、演奏管弦乐器、弹吉他
2	在办公室工作步行［速度<50米（70步）/分］
2.5	伸展运动、瑜伽
2.5	轻体力的保洁工作：除尘、倒垃圾、洗盘子、使用吸尘器
2.5	涉及行走或站立的烹调或准备食物、上菜、铺桌子
2.5	浇灌植物，坐着和宠物玩耍
2.5	坐姿/跪姿为小孩穿衣、洗澡、梳头、喂饭、玩耍
2.5	修剪草坪，为草地施肥或播种
2.5	当指挥、弹钢琴或风琴、吹喇叭、小提琴
2.5	遛鸟，推婴儿车，牵儿童走路［速度50米（70步）/分，平地散步］
3	慢舞：华尔兹，桑巴，探戈，慢波，恰恰
3	洗车、洗窗、洗车库，一般性清洁打扫房屋
3	汽车修理
3	采摘、收获水果/蔬菜
3	保龄球、飞盘
3	下楼梯
3	遛狗
3	站立式轻度或中度体力劳动（包裹、修理、组装）

表2　3个代谢当量以上的日常活动

代谢当量	活动内容
3.3	清扫地毯、地板
3.3	空手在办公室行走，75米（105步）/分
3.3	硬地水平散步，75米（105步）/分
3.5	中等用力包装或卸箱子，偶尔提举家庭物品

代谢当量	活动内容
3.5	站姿中度体力劳动，提起23千克重物
4	闲暇骑车玩耍、工作，速度<16千米/小时
4	非常用力同时做多项家务
4	行走或跑着和小孩玩耍
4	照顾老人、成年残疾人
4	行走或跑着和宠物玩耍
4	中等速度行走，95米（125步）/分，或搬运小于11千克的重物
4.5	舞蹈：中东、东方舞蹈、草裙舞、吉卜赛舞、迪斯科、广场集体舞、爱尔兰踢踏舞、波尔卡舞
4.5	整修橱柜等家具
4.5	种树、园艺修剪
5	带着小孩或宠物快走或慢跑
5	铺草坪
5.5	修剪草坪、操作电力割草机
8	搬中等重量的物品上楼（7～18千克）
8	步行上楼梯、爬梯子、步行135米（180步）/分
15	跑步上楼梯

表3　3个代谢当量以上的运动

代谢当量	活动内容
3.5	打高尔夫（使用电动车）
4	锻炼或运动教学：足球、篮球、棒球、游泳
4	乒乓球、太极拳、排球
4	游泳
4.5	一般的高尔夫运动
5	打保龄球、滑板、垒球或棒球、网球双打
5	非常快速的硬地水平散步，100米（140步）/分
6	稍用力骑车，16～19公里/小时
6	篮球（非比赛）、打沙袋
6.5	有氧操
7	慢跑、羽毛球比赛、游泳（随意姿势）
7	一般的滑雪运动
8	骑车，19～22公里/小时
8	俯卧撑、仰卧起坐

续表

代谢当量	活动内容
8	慢速游泳（45米/分），侧游或在水中前行
9	足球比赛
10	蛙泳、蝶泳
11.5	跑步，11.2公里/小时
12	骑车疾行，25～30公里/小时
12	快速跳绳
14	快速跑，230米/分